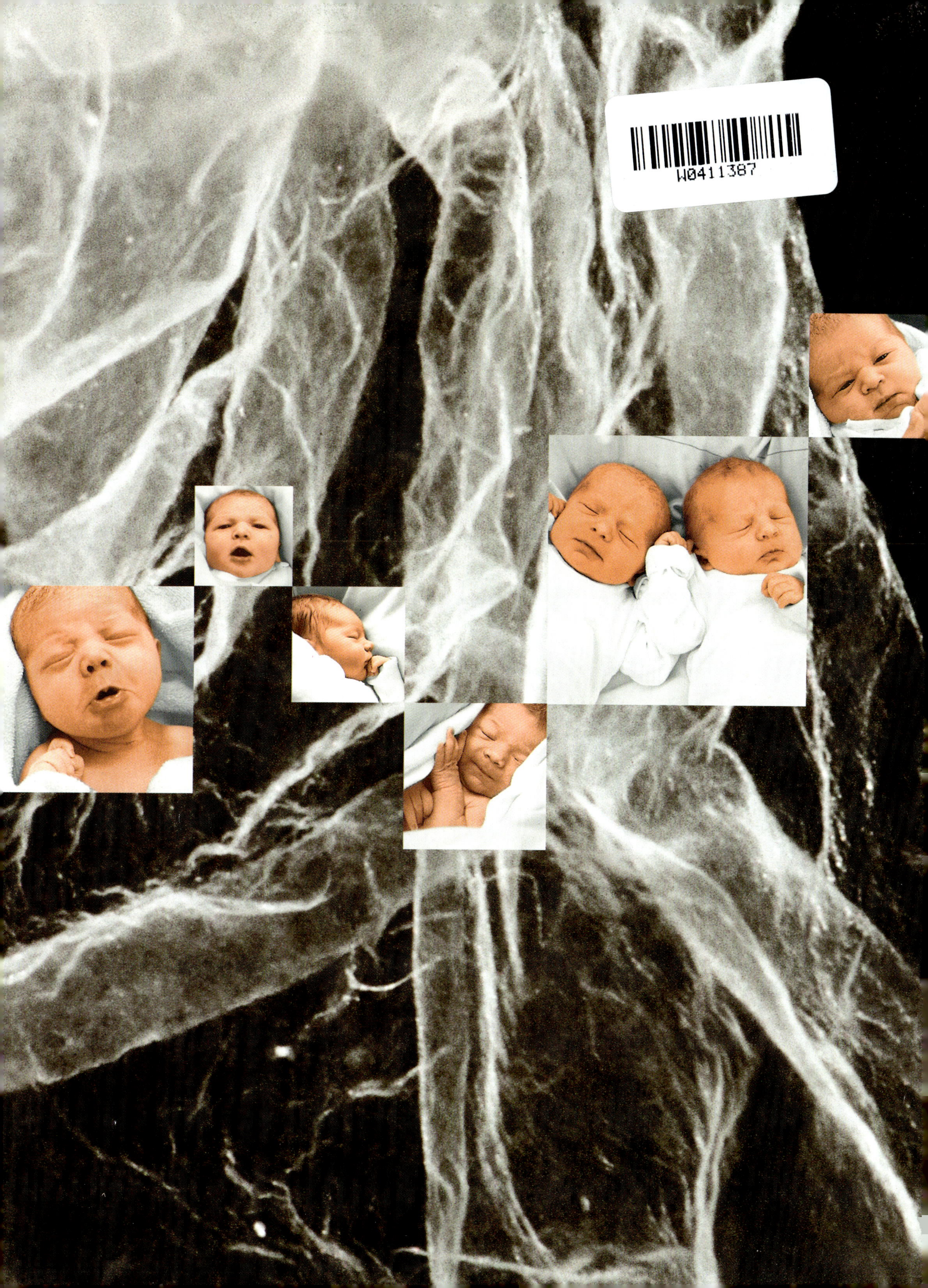

Rainer Jonas

Der wunderbare Weg ins Leben

Die Chronik der
38-Wochen-Reise
in die Welt
Mit einzigartigen
Bildern von der
Empfängnis bis
zur Geburt und
Texten von
Regine Brams

Mit einem Vorwort von
Gunhild Kilian-Kornell

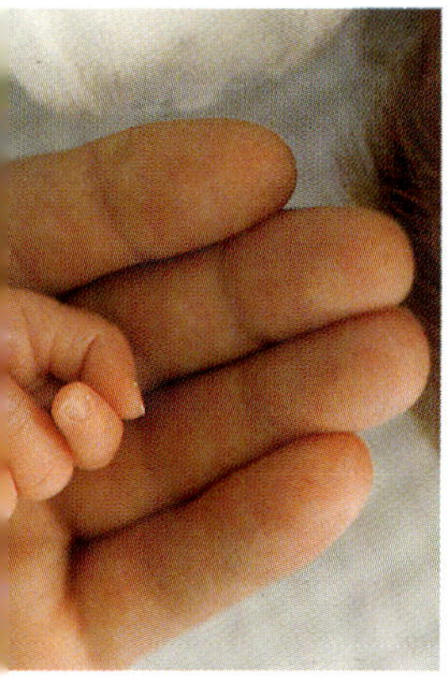

SÜDWEST

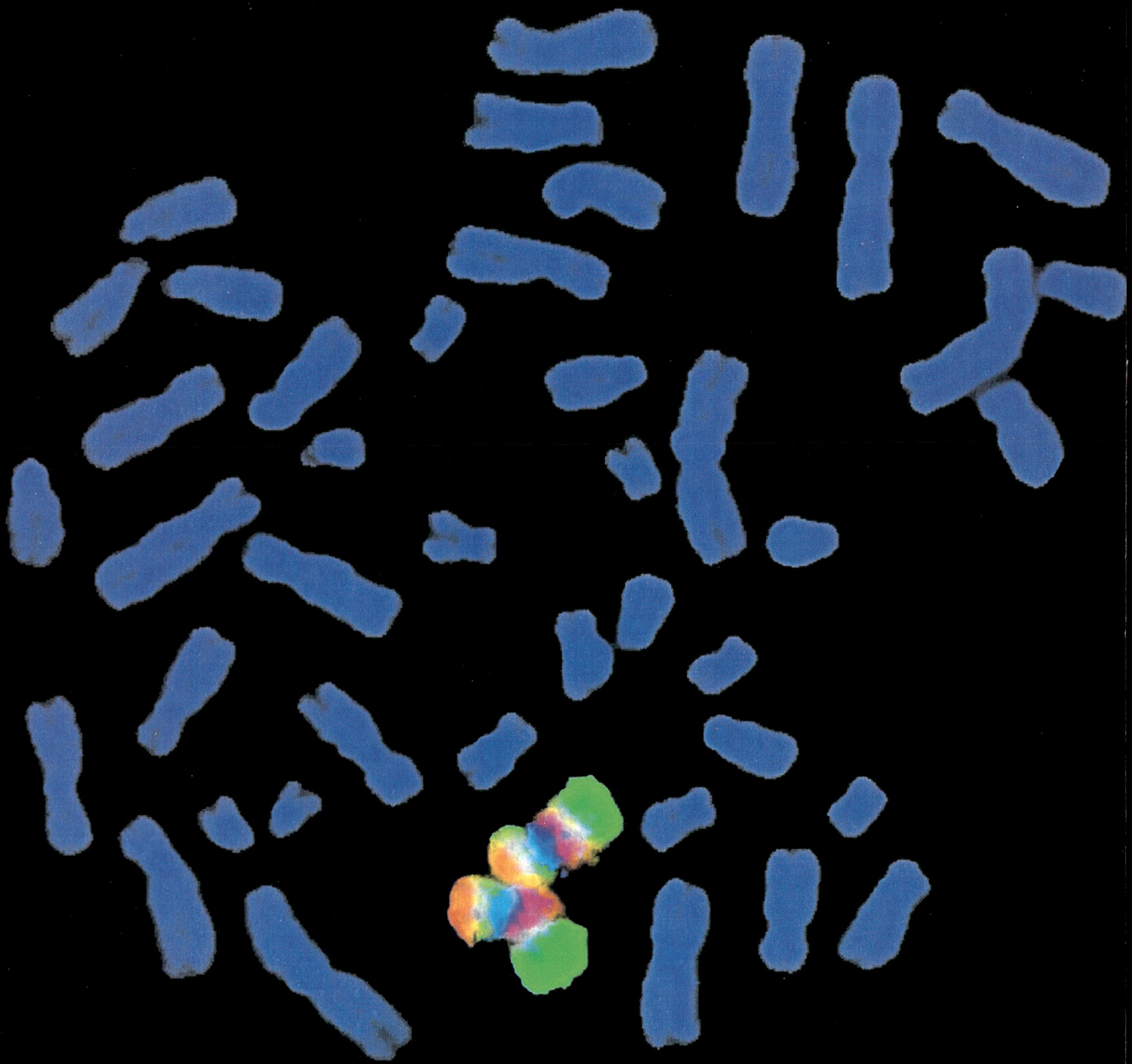

Darstellung menschlicher Chromosomen: Durch die Multicolor-Banding-Technik (MCB) wird eine spezifische Anfärbung chromosomaler Abschnitte erzielt, die sich als farbige Banden (= Regionen) zeigen. Hier im Bild ist das MCB der Chromosomen 11 zu sehen. Beide Chromosomen zeigen ein identisches normales Bandenmuster. Bei bestimmten Chromosomenanomalien kann dieses Bandenmuster verändert sein.

Inhalt

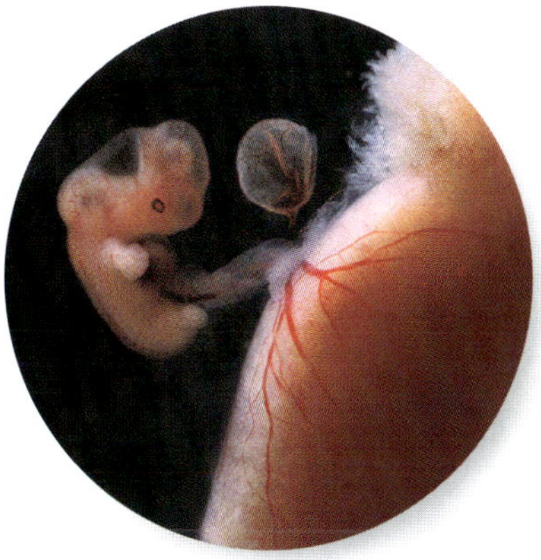

Etwa 45 Tage alt ist dieser Embryo. Die Nabelschnur verbindet ihn mit dem Mutterkuchen. Der Dottersack (das ist der kleine runde Ballon oberhalb der Nabelschnur) ist dabei, sich zurückzubilden – das Baby braucht ihn bald nicht mehr.

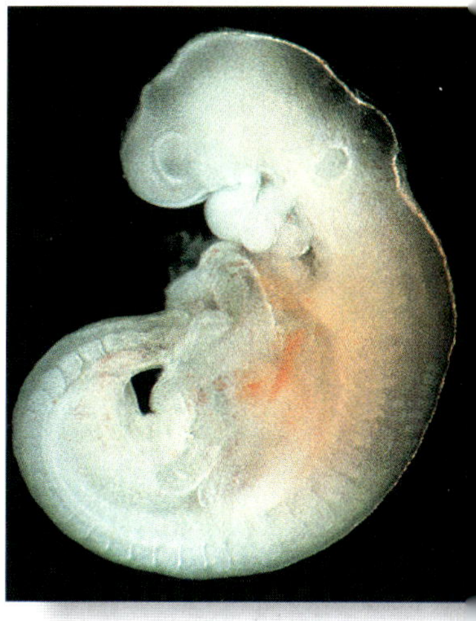

Dieser 28 Tage alte Embryo ist 4 Millimeter groß.

Zum Titelbild:
Ganz verträumt wirkt dieses Ungeborene. Doch der Gesichtsausdruck in der 20. Entwicklungswoche verrät nicht, ob das Kind schläft oder hellwach ist: Seine Augen sind bis zur 26. Woche fest geschlossen.

Ein Wort zuvor

Ein Kind erblickt das Licht der Welt: Ein Mensch ist geboren! Das Baby ist endlich da! Welch ein Augenblick! Die Strapazen der Geburt sind schnell vergessen, und die meisten Frauen genießen das Glück mit dem Kind in ihren Armen. Doch stellt sich dieses Glücksgefühl tatsächlich erst jetzt ein? Was empfindet denn eine Frau, der gesagt wird, dass sie schwanger ist?

Sie erfährt von ihrer Schwangerschaft zu einem Zeitpunkt, zu dem das werdende Leben noch so winzig ist, dass man es höchstens als kleinen Punkt auf einem Ultraschallbild sehen kann. Unvorstellbar, dass aus diesem »Punkt« ein Mensch wird! Sie denkt vielleicht: In mir wächst ein neuer Mensch heran! Sie freut sich. Und zu diesem Wesen stellt sie schon jetzt eine Beziehung her. Sie trägt ein Kind unter dem Herzen, sagen manche. Das Herz als Sitz des Gefühls? Natürlich! Viele Frauen sprechen jetzt bereits mit dem ungeborenen Kind, nehmen Kontakt auf. Damit sind sie eindeutig den werdenden Vätern gegenüber im Vorteil.

Zunächst merkt eine Frau die Schwangerschaft nur durch Veränderungen im eigenen Körper. Doch zu einem späteren Zeitpunkt spürt die Schwangere die ersten Bewegungen des Kindes, es tut sich etwas in ihrem Körper. Jetzt hat auch der werdende Vater die Chance, das Kind zu fühlen, es zu berühren, Kontakt aufzunehmen. Aber wäre es nicht schön, gemeinsam jede Entwicklungsphase des Kindes mitzuerleben?

Aus diesem Grund ist dieses Buch entstanden. In ihm wird die Entwicklung des Lebens im Mutterleib vom Zeitpunkt der Befruchtung bis zur Geburt in Bildern und Texten anschaulich und spannend dargestellt: Der Beginn der Wanderung des Eis in die Gebärmutter wird z. B. ebenso beschrieben wie der komplizierte Vorgang der Befruchtung. Wie lange dauert es, bis man tatsächlich sieht, dass hier ein Mensch entsteht? Wann kann man die Hände und Füße erkennen? Wann beginnt das Herz zu schlagen? Wird es ein Junge oder ein Mädchen? Was tut das Kind, wenn

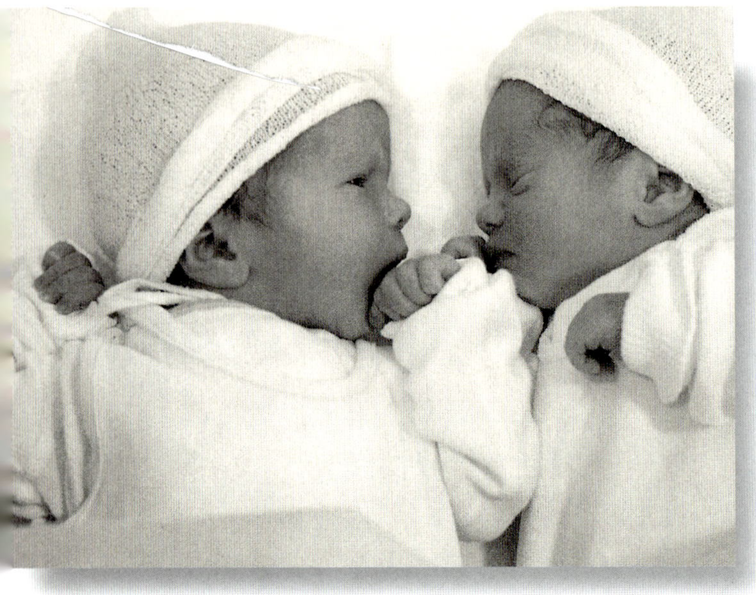

die Anlage der Organe beendet ist? Kann es im Mutterleib schon etwas wahrnehmen? Kann es schon fühlen? Alle diese Fragen und viel mehr werden in diesem Buch beantwortet.

Doch es geht hier, im Gegensatz zu vergleichbaren Büchern, nicht nur um die rein medizinische Entwicklung des Kindes, sondern auch um Gefühle. Gefühle und Gedanken, die während einer Schwangerschaft das Leben der werdenden Eltern, insbesondere der werdenden Mutter, beschäftigen! Aber auch Vorstellungen und Erwartungen während der neunmonatigen Vorbereitung auf die Geburt! Das Buch zeigt Eltern zu jedem Schwangerschaftszeitpunkt, wie ihr eigenes Kind in etwa aussieht, und gibt Antworten auf Fragen wie: Was können Eltern bereits während der Schwangerschaft tun, um ihr Kind kennen zu lernen? Wie können sie mit ihm Kontakt aufnehmen? Das Ja zu einem Kind bedeutet eine große Verantwortung für die Eltern, manchmal auch Verzicht und Einschränkungen. Wenn das Kind auf der Welt ist, herrscht nicht immer eitel Sonnenschein. Oft sind Eltern sich dessen nicht eindeutig bewusst. Aus einem süßen kleinen Baby wird sehr schnell ein Kind, eine Persönlichkeit, mit der sich die Eltern auseinander setzen müssen und die ihr ganzes Leben verändern wird. Doch wenn man weiß, wie kompliziert und leicht verständlich zugleich ein Mensch entsteht, wenn beide Elternteile die Schwangerschaft bewusst erleben können, dann ist ein großer Schritt getan, dieses Ja zu einem Kind bewusst und mit allen Konsequenzen zu sagen. Dazu soll dieses Buch beitragen.

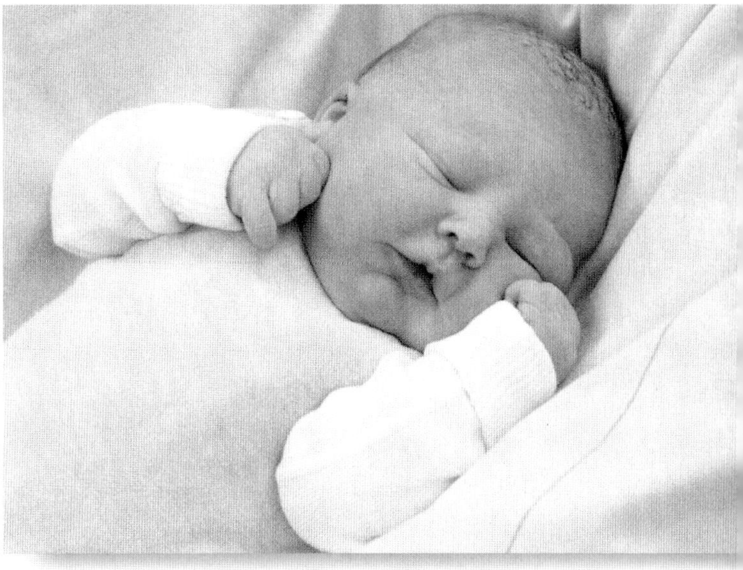

Denn trotz aller Schreckensnachrichten, die der Alltag leider oft für uns bereithält, gibt es auch heute noch Wunder: z. B. das Wunder des Lebens. Jede Geburt ist ein kleines Wunder, jeder einzelne Mensch ein Wunderwerk der Natur. Dieses Buch begleitet Schritt für Schritt auf dem wunderbaren Weg ins Leben.

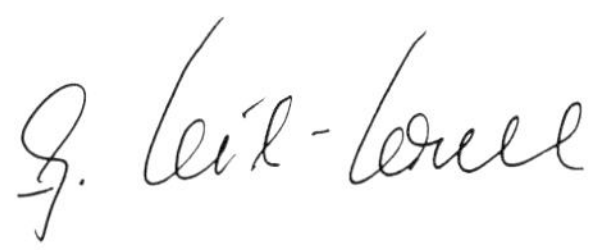

Gunhild Kilian-Kornell

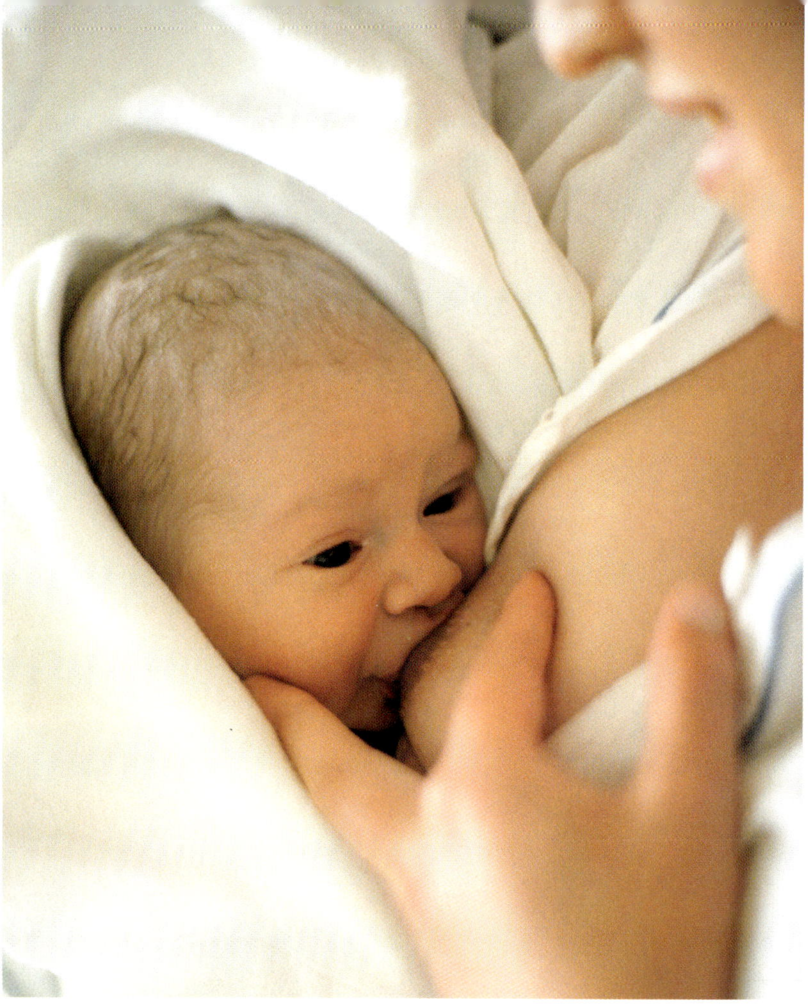

Erst eine halbe Stunde ist das Neugeborene auf der Welt. Hellwach scheint es, und der enge Kontakt zu seiner Mutter behagt ihm offensichtlich.

Plädoyer für das Leben

Die ungestüme Entwicklung der modernen Wissenschaft hat uns ungeahnte Einblicke auch in die frühesten Anfänge menschlicher Reproduktion gewährt. Die Entschlüsselung unseres genetischen Kodes, des Bauplans unserer Form und Funktion, ist gelungen! Wir lernen zu verstehen, welche gestalterische Kraft vor allem in den ersten Monaten unseres Werdens im Mutterleib besteht, worin Unterschiede der verschiedenen Arten innerhalb der Gruppe der Säugetiere ihren genetischen Ursprung haben, und wo Gene, welche vererbbare Krankheiten hervorrufen können, lokalisiert sind und wie sie sich vielleicht zukünftig zum Wohle des Einzelnen beeinflussen lassen.

Die Faszination über das bereits Erreichte und zugleich die Ängste vor möglichen zukünftigen Gefahren durch diese Erkenntnisse fordern, ganz neu zu überprüfen, was wir wollen und dürfen und ob dies auch unseren ethischen Vorstellungen entspricht. Aber gibt es überhaupt eine für alle Menschen verbindliche Ethik, oder ist sie je nach Staatsform und

Kulturkreis unterschiedlich? Jeder Einzelne muss für sich selbst Stellung beziehen, aber auch die Gesellschaft muss um ihrer eigenen Zukunft willen verbindliche Regeln erarbeiten.

Ein Phänomen jedoch versetzt uns auf der gesamten Welt immer wieder in Erstaunen und wird hoffentlich auch in Zukunft weder durch technisch Machbares noch durch allzu tief eindringende Wissenschaft seines Zaubers beraubt: Das ist die Geburt eines Kindes, sein wunderbarer Weg zum Leben! »Es ist ein Wunder«, hört man oft von Eltern nach der Geburt ihres Kindes, »wie aus zwei nicht sichtbaren Zellen in so kurzer Zeit ein so wunderbares Kind, unser Kind, werden konnte.«

Mein Anliegen ist es, für Sie, liebe Leserinnen und Leser, mit diesem Buch den Schleier dessen zu lüften, was sich im Verborgenen abspielt, sie teilhaben zu lassen an dem, was mich nicht zuletzt auch in meinem Beruf als Gynäkologe und Geburtshelfer fasziniert. Möge dieses Buch für Sie eine aufklärende, spannende und zugleich auch besinnliche Lektüre sein. Bewunderndes Staunen und Ehrfurcht vor der Schöpfung werden dann vielleicht auch Ihnen ein ähnliches Bekenntnis wie das eines sechsjährigen Jungen vor dem Ultraschallbild seines zukünftigen Geschwisterchens entlocken: »Ach, ist das schön!«

Danksagung

Mein besonderer Dank gilt meinem Lehrer, Professor Dr. med. Dr. h.c. Josef Zander, der mich während meiner Ausbildung zum Frauenarzt erstmals 1971 dazu ermutigte, meine Leidenschaft für Fotografie auch im fachlichen Rahmen umzusetzen und Fotos von Ungeborenen zu gestalten. Dieser Anstoß von Professor Zander wirkt bis zum heutigen Tage nach.

Ich danke auch den schwangeren Frauen, die es durch ihre Zustimmung ermöglicht haben, Bildmaterial in der vorliegenden Form herzustellen.

Ein herzliches Dankeschön an Regine Brams, die den komplizierten Stoff der menschlichen Embryonalentwicklung klar dargestellt und liebevoll mit Zitaten aus Literatur und Interviews kommentiert hat.

Last, not least gebührt Nina Andres und dem Südwest Verlag mein herzlicher Dank – für die diesem Projekt entgegengebrachte Begeisterung.

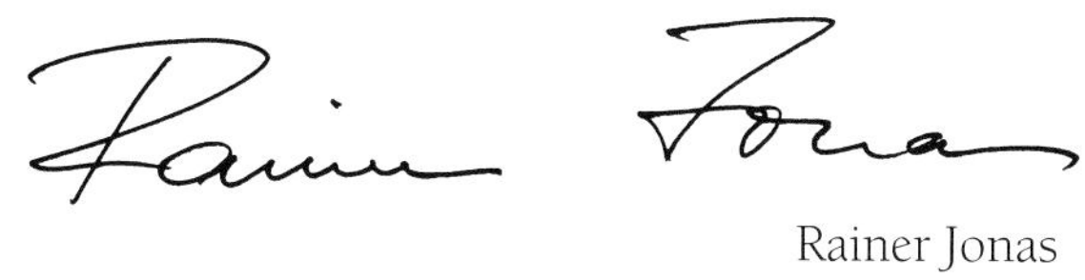

Rainer Jonas

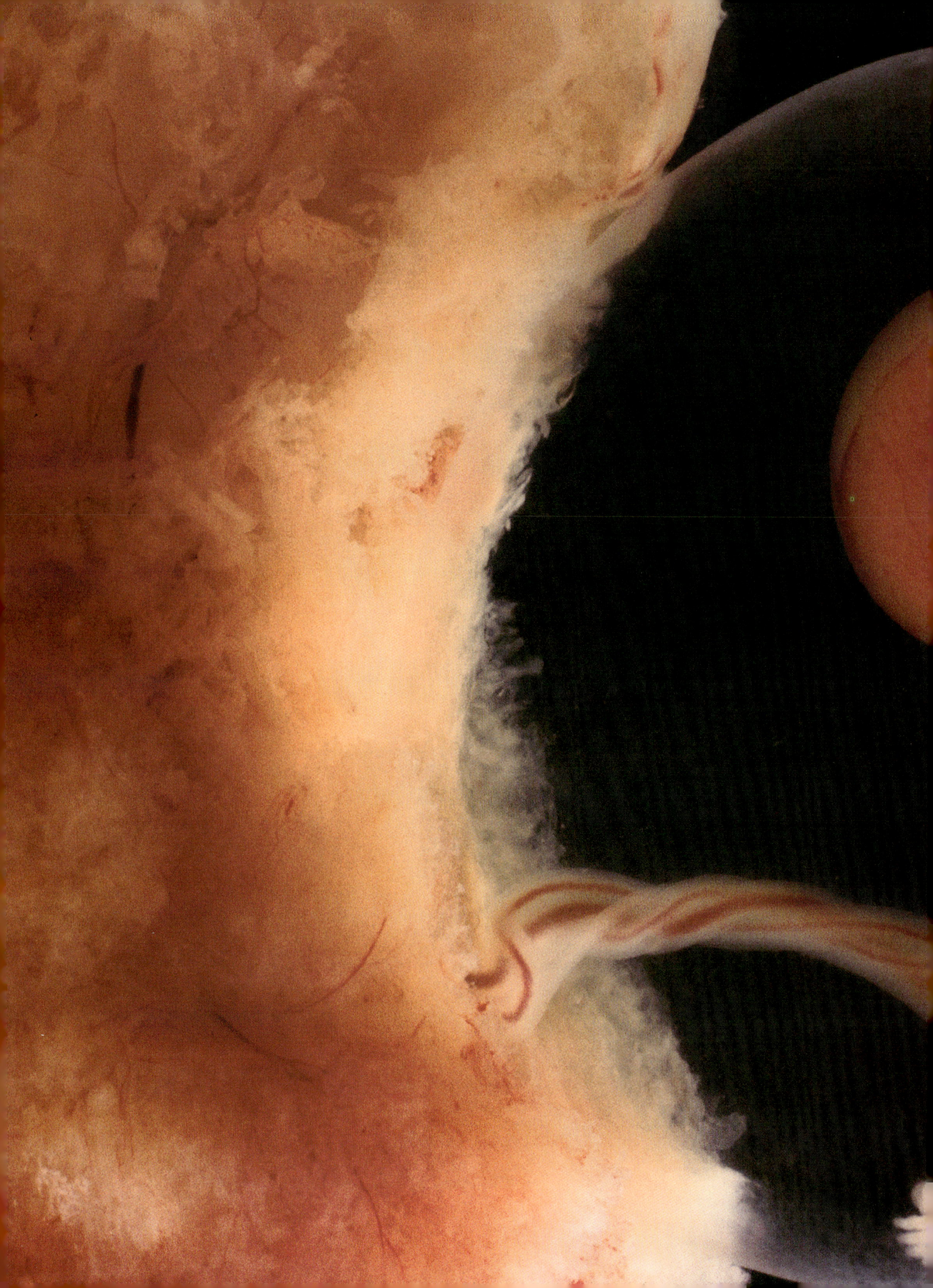

Von der Eizelle zum Embryo

Die ersten Tage der Entwicklung menschlichen Lebens: Spannend sind sie – und beeindruckend! Die mit dem bloßen Auge nicht erkennbare Eizelle hat von der Befruchtung bis zur Einnistung in die Gebärmutter eine riskante Reise zu überstehen.

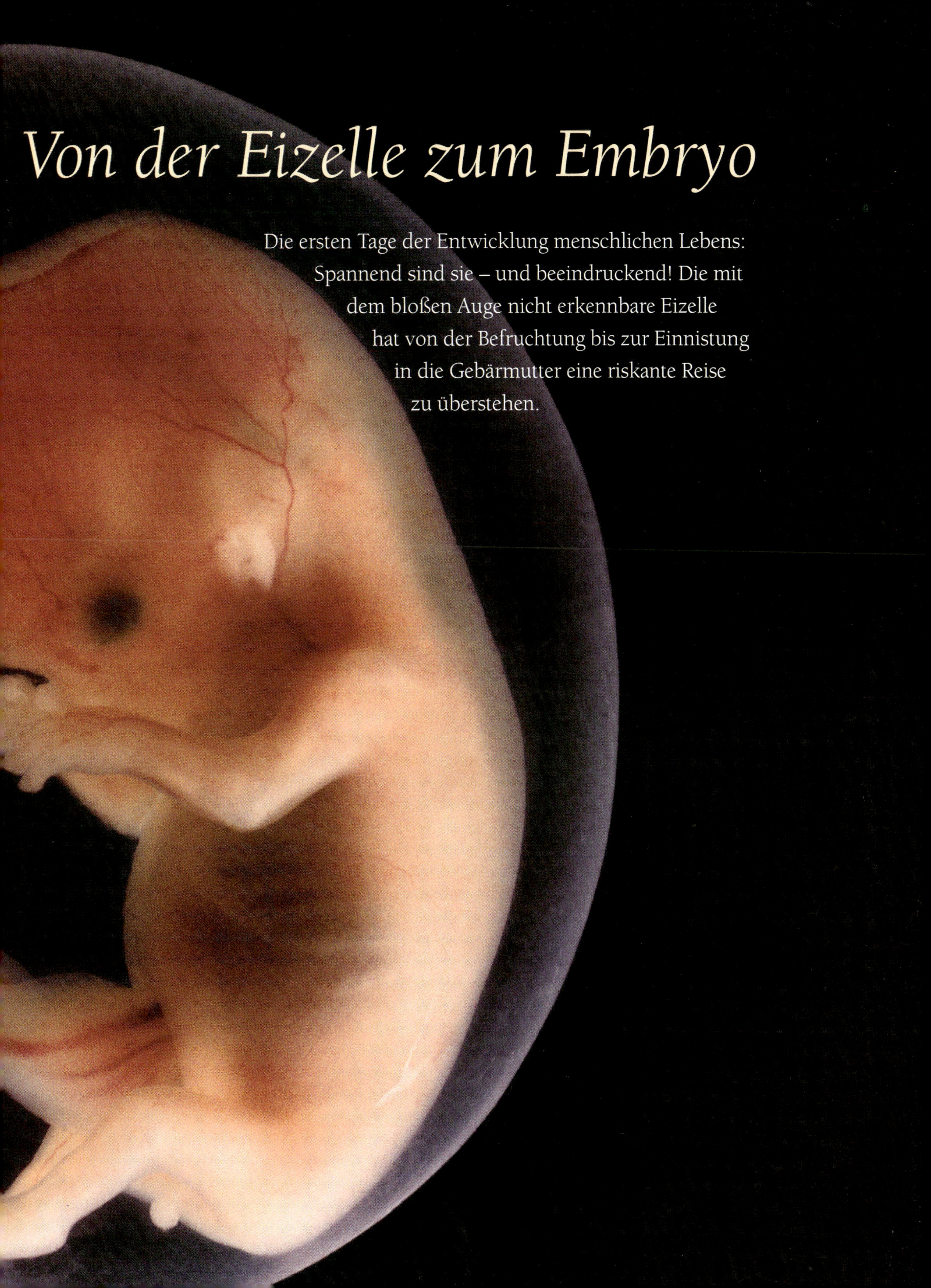

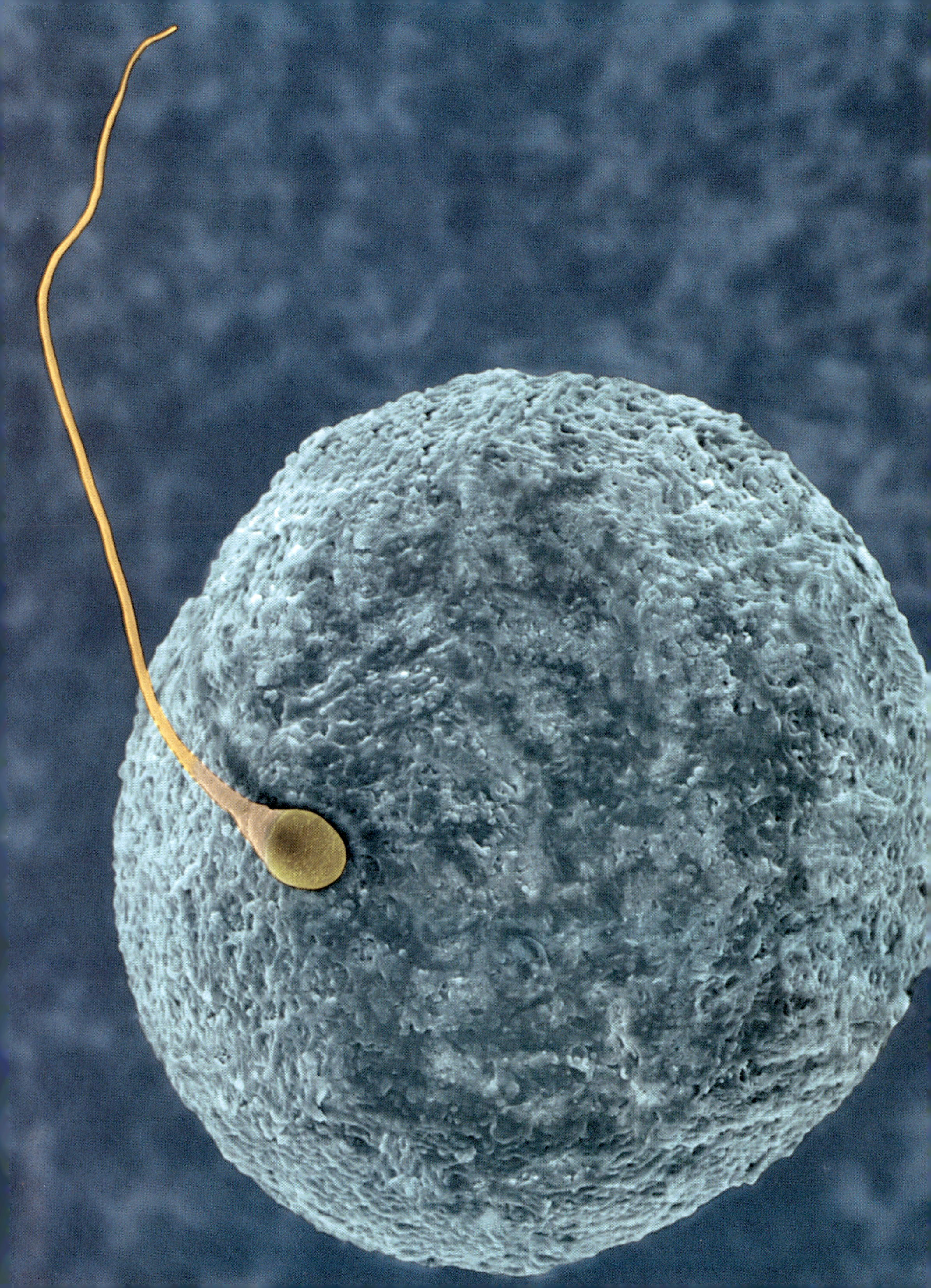

Das Wunder beginnt

Zwei Zellen verschmelzen – unbemerkt, unsichtbar – und ein neues Leben kann entstehen. So gründlich dieser Vorgang erforscht wurde: Er ist und bleibt einzigartig. Denn in diesem Moment vereinigen, vermischen sich die Erbanlagen von Mutter und Vater, und ein Mensch wird sich entwickeln, der sich von allen anderen auf dieser Welt unterscheiden wird, in seinem Aussehen, seinem Wesen, seinen Vorlieben und Abneigungen. Und wenn auch die Erbanlagen gleich sind, so erweisen sich doch alle Kinder eines Elternpaares als ausgeprägte Individuen. Welche Anlage sich durchsetzen wird, ob das Kind etwa Mamas blonde Locken oder Papas schwarzes, glattes Haar haben wird (oder sich als niedlicher Rotschopf – ganz die Oma! – entpuppt), ob es schnell die Fassung verliert wie die Mutter oder mit großer Gelassenheit durchs Leben geht wie der Urgroßpapa seines Vaters – all das wird von der Natur spontan entschieden.

An mein Kind

Dir will ich meines Liebsten Augen geben
Und seiner Seele flammenreiches Glühn.
Ein Träumer wirst du sein und dennoch kühn
Verschlossne Tore aus den Angeln heben.

Wirst ausziehn, das gelobte Glück zu schmieden.
Dein Weg sei frei. Denn aller Weisheit Schluss
Bleibt doch zuletzt, dass jedermann hienieden
All seine Fehler selbst begehen muss.

Ich kann vor keinem Abgrund dich bewahren,
Hoch in die Wolken hängte Gott den Kranz.
Nur eines nimm von dem, was ich erfahren:
Wer du auch seist, nur eines – sei es ganz! ...

MASCHA KALÉKO

Eines von Millionen Samenfädchen hat es bis zur Eizelle geschafft. Nun muss es noch ihre schützende Hülle durchdringen, dann können sich Erbgut von Vater und Mutter vereinigen.

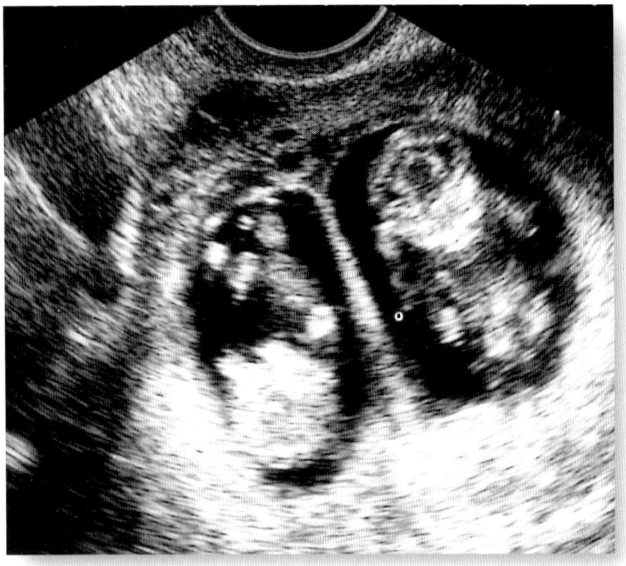

Überraschung: Das Ultraschallbild zeigt deutlich, dass Zwillinge unterwegs sind. Jedes Kind hat eine eigene Fruchtblase – und durch diese zarte Membran, die Eihäute, hindurch können die beiden einander berühren.

Selbst eineiige Zwillinge, die ja identische Chromosomensätze aufweisen, sind nicht gleich. Häufig haben sie verschiedene Temperamente, Talente, Fähigkeiten. Und sogar wenn die zwei sich gleichen wie ein Ei dem anderen, so könnte man sie letzten Endes doch an ihren Fingerabdrücken immer auseinander halten.

Übrigens ist es oft nicht einfach, ein- und zweieiige Zwillinge zu unterscheiden. Auch zweieiige Zwillinge können einander verblüffend ähnlich sehen! Wobei, biologisch gesehen, der Unterschied riesig ist: Damit zweieiige Zwillinge entstehen, müssen es zwei Samenzellen unbedingt schaffen, in je eine reife Eizelle einzudringen. Die Kinder, die dann zur Welt kommen, haben nicht mehr miteinander gemeinsam als »normale« Geschwister. Damit eineiige Zwillinge geboren werden, ist es erforderlich, dass sich das befruchtete Ei irgendwann zwischen Zweizell- und Morula-Stadium (dazu später mehr) »einmal zu viel« teilt – zwei identische Organismen entstehen. In einigen Ländern wird dem sogar sprachlich Rechnung getragen. So sagen die Niederländer beispielsweise »Da kommt der Zwilling (de tweeling)!«, wenn sich eineiige Zwillinge im Anmarsch befinden.

Der richtige Zeitpunkt

Wie kommt es nun aber zur Verschmelzung von Ei- und Samenzelle? Ist doch klar, wird mancher denken, ein Paar hat Sex, und dann passiert es eben. Ach, wenn es doch so einfach wäre! Die Natur hat zwar viele großzügige Vorkehrungen getroffen, eine Befruchtung möglich zu machen, aber trotzdem gibt es durchaus auch einige Hürden zu überwinden. Zu dem Zeitpunkt, an dem eine Frau zum ersten Mal menstruiert, befinden sich in ihren beiden Eierstöcken etwa 400 000 nicht ausgereifte Eizellen. Von der ersten Periode an reift Monat für Monat eine von ihnen heran und kann befruchtet werden – rein rechnerisch hat also eine Frau während ihrer fruchtbaren Jahre etwa 400-mal die Chance, schwanger zu werden.

Jede der Eizellen – oder, wissenschaftlich ausgedrückt, der Oozyten – ist von einer Hülle umgeben, einem Follikel. Zu Beginn des Zyklus startet

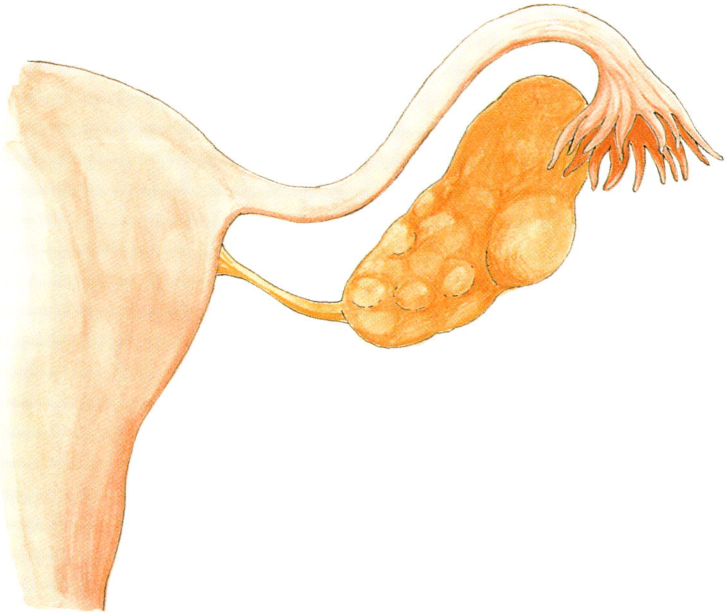

Vorbereitung auf den großen Moment: Gleich findet der Eisprung statt, und zwar an der Stelle, wo sich am Eierstock deutlich sichtbar eine Wölbung zeigt. Der Eileiter bewegt seine trichterförmige Öffnung in diese Richtung.

Es ist so weit: Wie mit Fingern umgreift nun der Trichter des Eileiters den Eierstock. Das Ei wird explosionsartig hineingeschleudert.

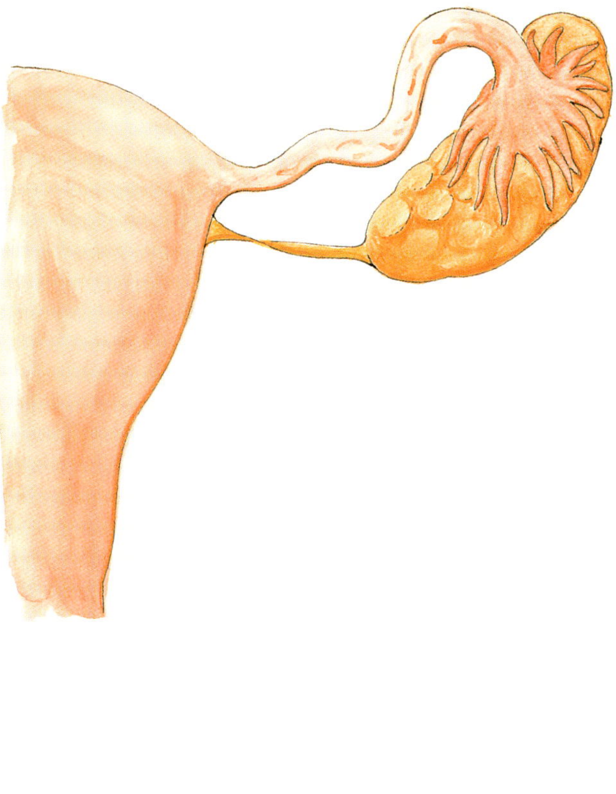

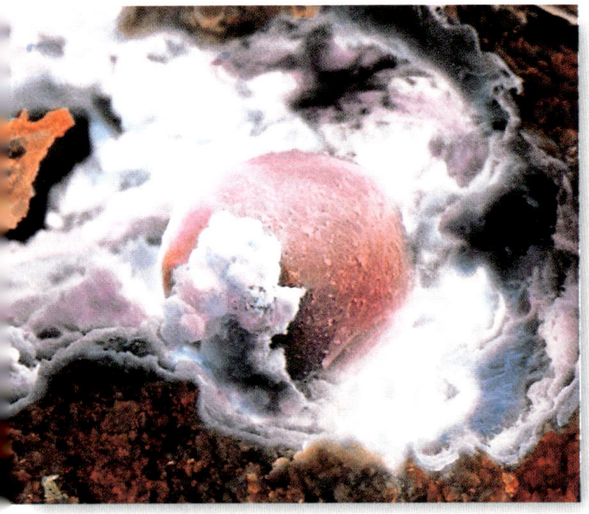

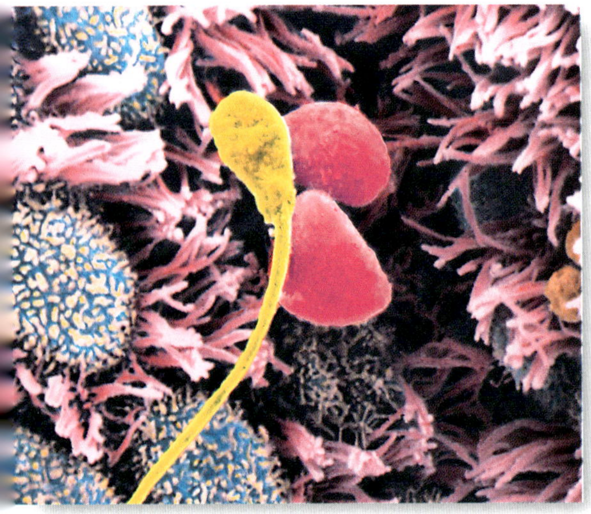

der Körper der Frau die Produktion des follikelstimulierenden Hormons (FSH). Unter dessen Einfluss vermehren sich die Zellen eines Follikels, und die von ihnen umgebene Eizelle vergrößert sich. Um das Ei herum bildet sich eine Höhle, die sich mit Flüssigkeit füllt. Ungefähr am 14. Tag des Zyklus spielt ein weiteres Hormon, das LH (luteinisierendes Hormon), eine bedeutende Rolle: Seine Menge steigt schlagartig an, und sofort beginnt der Follikel, enorm zu wachsen – so sehr, dass außen am Eierstock sogar eine kleine Schwellung erkennbar ist.

Über dieser »Beule« bildet sich das Stigma, ein kleiner Fleck ohne Blutgefäße. Und jetzt geht alles rasend schnell: Die Eizelle, inzwischen umgeben von einer feinen Membran, der Zona pellucida, sowie umhüllt von einem Kranz aus Follikelzellen, der Corona radiata, wird mitsamt der Follikelflüssigkeit (die u. a. Stoffe enthält, die später die Spermien in die Nähe der Eizelle locken und sie »auf Trab« bringen) aus dem Eierstock herausgeschleudert. Damit dieser Sprung nicht ins Leere geht, hat sich inzwischen der obere Teil des Eileiters über den Eierstock gelegt. Er fängt Ei und Begleitung auf, und feinste Flimmerhärchen, die Fimbrien, befördern sie ins Innere des Eileiters.

In diesem Zusammenhang haben Ärzte eine faszinierende Entdeckung gemacht: Sollte der Eileiter, der zu dem Eierstock gehört, aus dem das Ei springt, nicht funktionieren oder verschlossen sein, kann der Eileiter des zweiten Eierstocks dessen Aufgabe übernehmen. Noch eine Chance mehr auf eine erfolgreiche Befruchtung!

Bild oben: Die reife Eizelle, umgeben von Zona pellucida und Corona radiata, durchstößt an der dünnsten Stelle, dem so genannten Stigma, die Oberfläche des Eierstocks.

Bild unten: Die Samenzelle muss auf dem Weg zum Ei gegen die Schlagrichtung der Flimmerhärchen im Eileiter schwimmen.

Eine Armada mit peitschenden Schwänzen! Zona pellucida, penetriert, jetzt ein kleines rundes Ei, es wird zum Leben erweckt, und durch die Dunkelheit auf Flimmerhärchen flussabwärts gespült. — Ruth L. Ozeki

Ein Hinweis für Frauen, die die Temperaturmethode anwenden: Der Anstieg der Körpertemperatur in der Mitte des Zyklus zeigt an, dass vor etwa 24 Stunden ein Eisprung stattgefunden hat. Für eine Befruchtung ist es dann aber zu spät. Chancen auf die Zeugung eines Kindes bestehen nur, wenn sie ein, zwei Tage vor dem Tag des Eisprungs oder an eben diesem Tag Sex haben.

Wettlauf gegen die Uhr

Nun wird die Zeit knapp – maximal 24 Stunden ist die Eizelle bereit, eine Samenzelle in sich aufzunehmen, dann geht nichts mehr.
Allerdings zeigt sich auch hier wieder die Weisheit der Natur. Um die Chancen auf eine Befruchtung zu erhöhen, hat sie es so eingerichtet, dass bei einem in der Vagina stattfindenden Samenerguss nicht nur eine Samenzelle, sondern Millionen von Spermien mit unglaublicher Geschwindigkeit und Beweglichkeit über die Scheide durch den Muttermund in die Gebärmutter und dann in den Eileiter wandern. Damit sie das leichter schaffen, ist der Schleim am Muttermund ganz dünnflüssig geworden. Die Spermien können ihn leicht passieren und kommen dabei in Berührung mit Stoffen, die ihnen zusätzliche »Dynamik« verleihen.
Allerdings gelingt es nur etwa 1000 Samenzellen, bis zur Eizelle (die sich ja noch ganz oben im Eileiter befindet) vorzudringen. Diese Sieger wimmeln jetzt um sie herum, versuchen, die beste Position zum Eindringen zu erreichen. Und möglicherweise hat ein Samenfädchen Erfolg und kann die erste Schutzschicht überwinden. Die Samenzelle selbst setzt

Bild links:
Die Eizelle ist bereit für die Befruchtung. Die dunklen Teilchen um sie herum sind Reste der Corona radiata, ihrer ersten schützenden Hülle.

Bild rechts:
Das Spermium ist in das Ei eingedrungen, sein Schwanz hat sich aufgelöst. Sein Zellkern liegt bereits neben dem der Eizelle. Bald werden beide miteinander verschmelzen, die Zygote entsteht – und damit ein neues Individuum, ein Embryo.

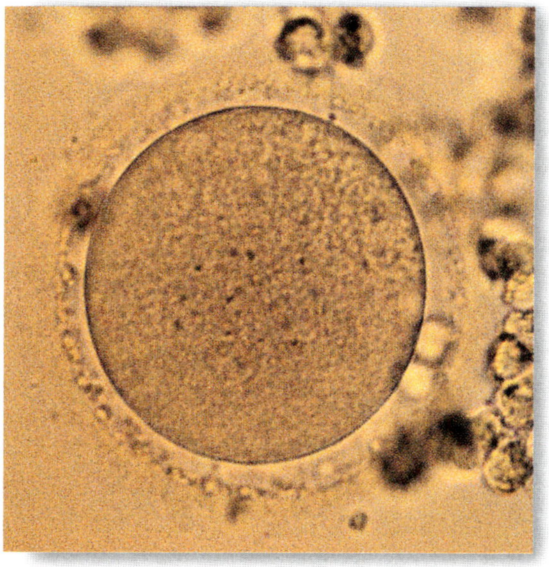

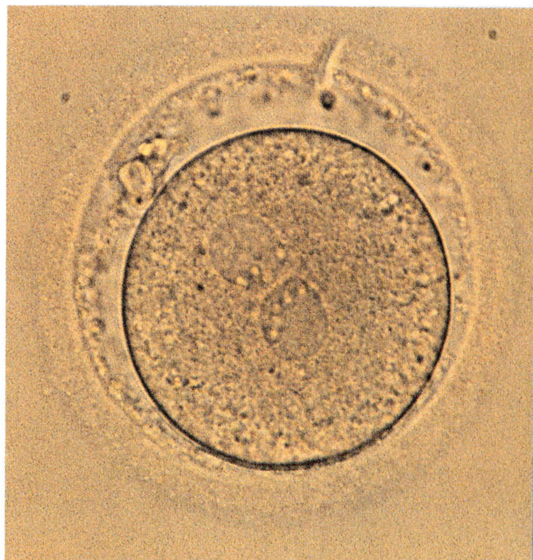

Enzyme frei, die die Zellmembran aufnahmebereit machen. Nun kann sie diese durchstoßen und so in die Eizelle eindringen.
Falls das tatsächlich gelingt, verändert sich diese schützende Membran sofort so, dass alle anderen Spermien leider draußen bleiben müssen. Nun kann es allerdings geschehen, dass die Samenzellen es zwar bis in den Eileiter schaffen, dort aber kein Ei vorfinden. Was nun? Dann docken sie sozusagen an der Eileiterwand an und warten – Spermien haben eine Lebensdauer von mindestens 48 Stunden, manche sogar von mehr als drei Tagen. Und sollte in dieser Zeit ein Eisprung stattfinden, empfangen die Samenzellen die Lockbotschaft der Eizelle und sind zur Stelle, um zum Endspurt anzusetzen.

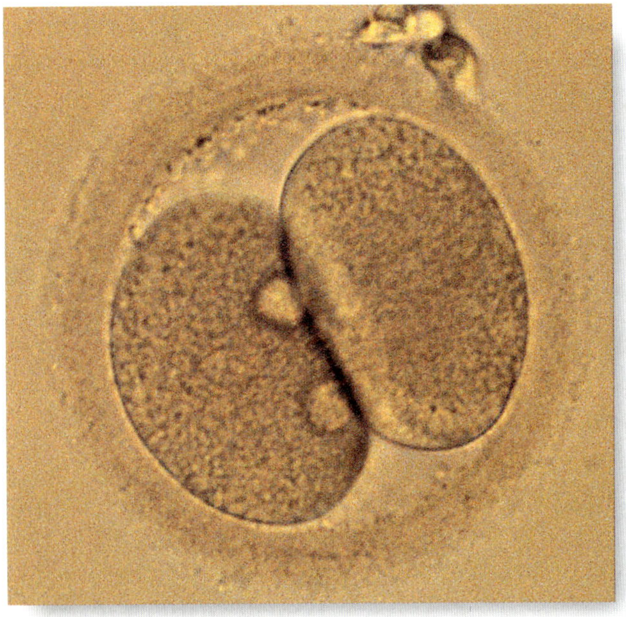

30 Stunden nach der Befruchtung: Die Eizelle hat sich zum ersten Mal geteilt. Die beiden Zellen sind identisch – und es könnten sich aus ihnen in dieser Phase auch noch eineiige Zwillinge entwickeln.

Doch mit dem Eindringen der Samen- in die Eizelle allein ist es nicht getan. Denn noch sind der Zellkern des Spermiums und der des Eis voneinander getrennt. Das Spermium verliert zunächst seinen Schwanz, den es ja nur zum Navigieren brauchte, dann vergrößert sich sein Kern, so wie der Kern der Eizelle auch. Kurz darauf nähern sich die beiden Kerne einander an, und der große Moment ist da: Sie verschmelzen, ein neues Leben kann entstehen.

Die Teilung der Eizelle geht programmgemäß voran. Die beieinander liegenden Zellen bilden hier zufällig die Form eines Kleeblatts. Glück gehabt!?

*Jeden Monat spürte ich es,
dieses leichte Ziehen.
Ich wusste: Jetzt springt ein Ei,
und ich könnte, wenn alles andere
stimmt, Mutter werden. Wie oft war
ich enttäuscht, wenn klar wurde,
dass es mal wieder nicht geklappt
hatte – und wie selig war ich,
als ich wusste, dass es endlich Wahr-
heit ist, dass es dich endlich gibt!*

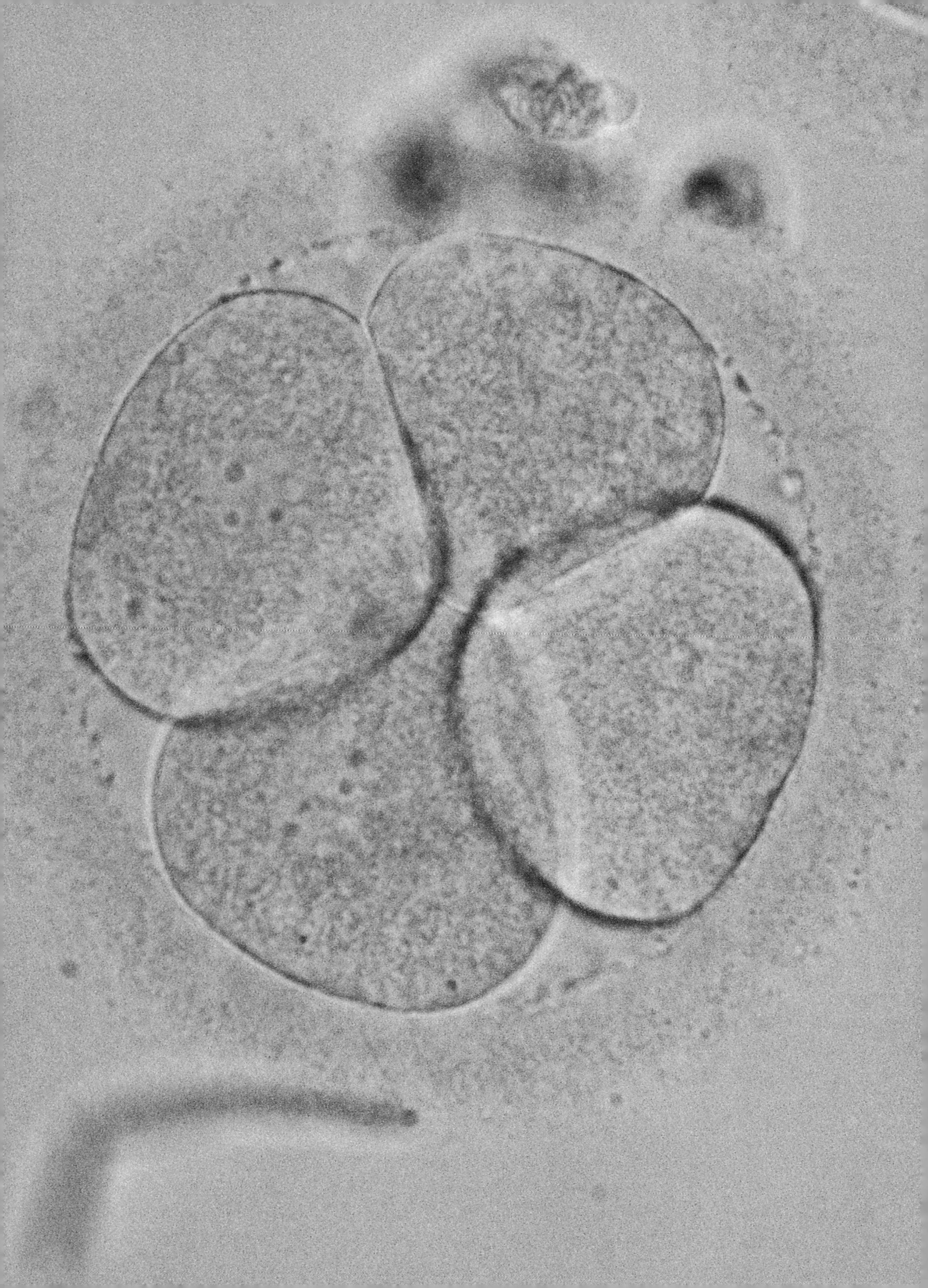

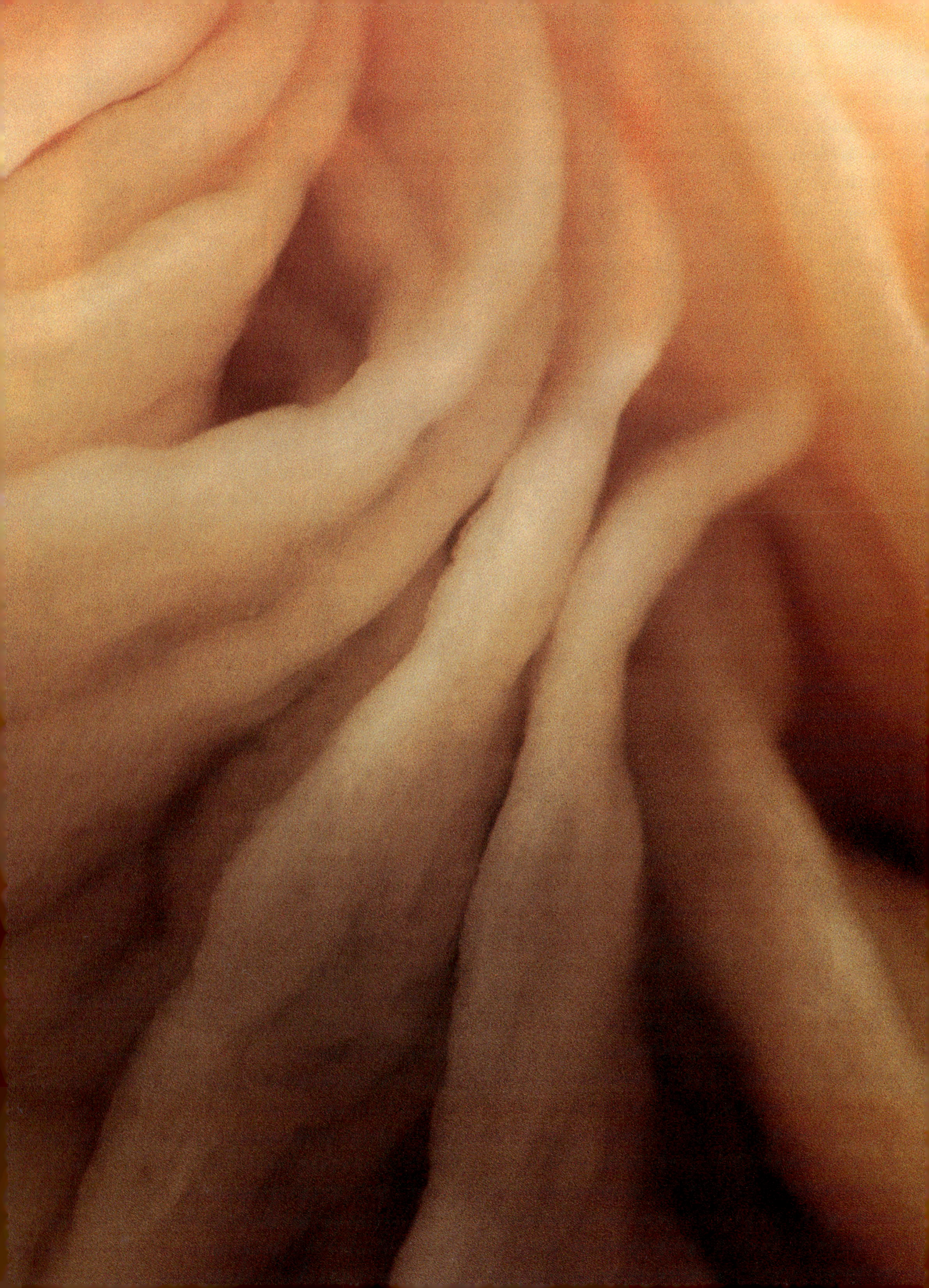

Der Weg zum sicheren Hort

Eines gibt es nie während des gesamten Zeugungs- und Entwicklungsprozesses: Stillstand. Nach dem Eisprung gelangt die Eizelle ja in den Trichter des Eileiters und wird von den Flimmerhärchen aufgenommen, die sie in der im Eileiter befindlichen Flüssigkeit sanft Richtung Gebärmutter transportieren. Gleich nach dem Verschmelzen der Zellkerne teilt sich die so entstandene Zygote (Wissenschaftler bezeichneten sie einmal als einzelligen Embryo). Der jetzt zweizellige Embryo ist, wie vorher die Eizelle, durch die umhüllende Membran, die Zona pellucida, geschützt – und weiter auf der Reise. Am dritten oder vierten Tag nach dem Eisprung hat die befruchtete Eizelle endlich das Innere der Gebärmutter erreicht. Größer ist sie dabei nicht geworden – doch die Zellen haben sich mehrfach geteilt. Aus etwa 16 Zellen besteht der Embryo inzwischen (Mediziner nennen ihn jetzt Morula) und ist auf dem Weg in das erste Abenteuer seines Lebens. Denn nun heißt es für ihn, möglichst bald den richtigen Platz für die Einnistung in die Gebärmutterschleimhaut zu finden.

Krater und Erhebungen,
Verdickungen,
von Zygote zu Morula,
zu hohler Blastula,
noch schwebend,
treibend, bis sie ...
JETZT ...
die weiche schwammige Wand streift.
Einem Parasiten gleich
heftet sie sich fest, beginnt,
sich hineinzugraben.

Ruth L. Ozeki

Die Innenwand des Eileiters ist in Längsrichtung stark gefurcht. Das erleichtert normalerweise der befruchteten Eizelle den Weg in die Gebärmutter. In seltenen Fällen geschieht es, dass sie an einem Hindernis hängen bleibt. Dann kann es zu einer Eileiterschwangerschaft kommen.

Bestens vorbereitet

Die Gebärmutterschleimhaut hat sich inzwischen verändert, sie ist üppig, gut durchblutet und wartet auf den kleinen Gast. Den Anstoß zu dieser wichtigen Wandlung bekam sie übrigens von dem Follikel, der zunächst das Ei freigegeben und sich danach zum so genannten Gelbkörper umgebildet hatte.
Dieser produziert Hormone, vor allem das Progesteron, unter deren Einfluss sich die Schleimhaut des Uterus schließlich so einladend aufbaut – und die gleichzeitig verhindern, dass vorzeitig ein weiteres Ei sprungbereit werden kann.

Der Bauplan lässt sich nur aus der unermüdlichen Tätigkeit der Zellen erkennen, wenn das Werk bereits getan ist.

MARIA MONTESSORI

Bevor der Embryo allerdings ein sicheres Plätzchen findet, macht er in seiner Entwicklung einen dramatischen Sprung nach vorn. Am Ende des Morula-Stadiums bestand er aus 40 bis gut 50 Zellen, die keinen Kontakt miteinander hatten, und alle waren gleich.

Nun beginnen sie, miteinander zu kommunizieren und sich voneinander zu unterscheiden: Einige von ihnen sind die ersten Zellen des Babys, andere werden später u.a. zum Mutterkuchen, über den das Kind in der Schwangerschaft versorgt wird. In dieser Phase wird der Embryo übrigens Blastozyste genannt.

Kurz bevor die Blastozyste Kontakt mit dem späteren Einnistplatz aufnimmt, schlüpft sie aus der sie immer noch umgebenden Zona pellucida, der Schutzmembran. Nun ist endlich Platz zum Wachsen! Einen stattlichen viertel Millimeter misst der neue Mensch kurz darauf und kann sich jetzt von der Gebärmutterschleimhaut aufnehmen lassen, etwa am siebten Tag nach dem Eisprung. Bis die Gebärmutterschleimhaut ihn schützend zudeckt, dauert es noch bis etwa zum elften Tag, und von da an beginnt für die Zellen ein großes Werk. Sie müssen Spezialaufgaben übernehmen!

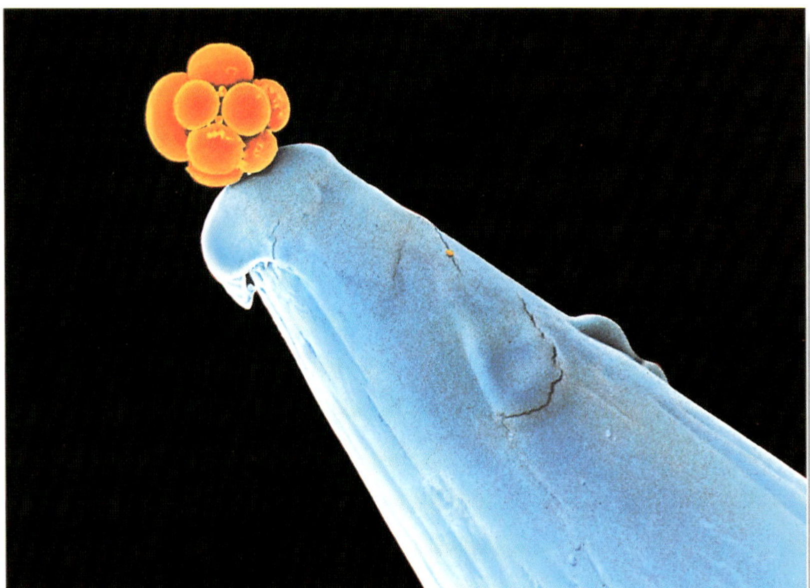

In welch kleinen Dimensionen sich die Entwicklung in den ersten Tagen abspielt, zeigt dieser Größenvergleich: Der etwa zwölfzellige Embryo findet auf einer Nadelspitze reichlich Platz.

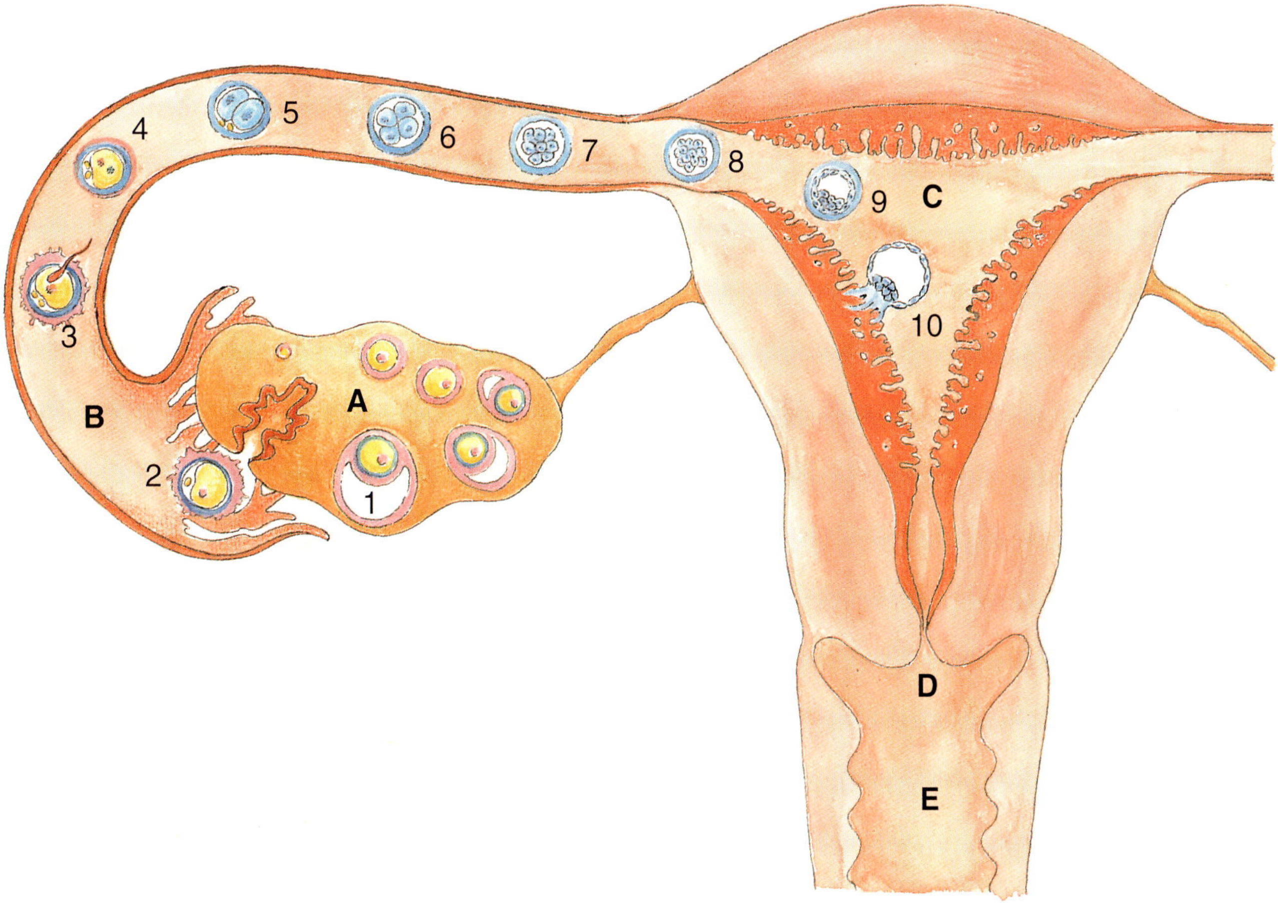

Mit Beginn jeder Menstruationsblutung reifen im Eierstock (A) Eizellen (1) heran.
Nach 14 Tagen ist eine von ihnen so weit entwickelt, dass sie befruchtungsfähig ist und den Eierstock in Richtung Eileiter (B) verlässt (2). Befinden sich dort aktive Samenzellen, die den Weg von der Scheide (E) über den Muttermund (D) und die Gebärmutter (C) hierher geschafft haben, kann eine von ihnen in die Eizelle eindringen (3). Ihr Zellkern vereinigt sich mit dem der Eizelle, die Zygote entsteht (4). Diese teilt sich nach einigen Stunden zum ersten Mal. Dieses Zweizellstadium (5) dauert nicht lange, eine erneute Teilung schließt sich an (6). Während ihrer drei- bis viertägigen Reise in die Gebärmutter vervielfacht sich die Zahl der Zellen (7), ohne dass sich die Größe des gesamten neuen Organismus verändert.
Ist die Zahl der Zellen auf etwa 16 angewachsen, beginnt das Morula-Stadium (8), ab ca. 50 Zellen wird der Keim Blastozyste (9) genannt. Die Blastozyste schlüpft aus ihrer Schutzmembran, der Zona pellucida, und kann nun Kontakt mit der Gebärmutterschleimhaut aufnehmen, sich in ihr verankern. Dieser Prozess wird als Implantation oder Nidation bezeichnet (10).

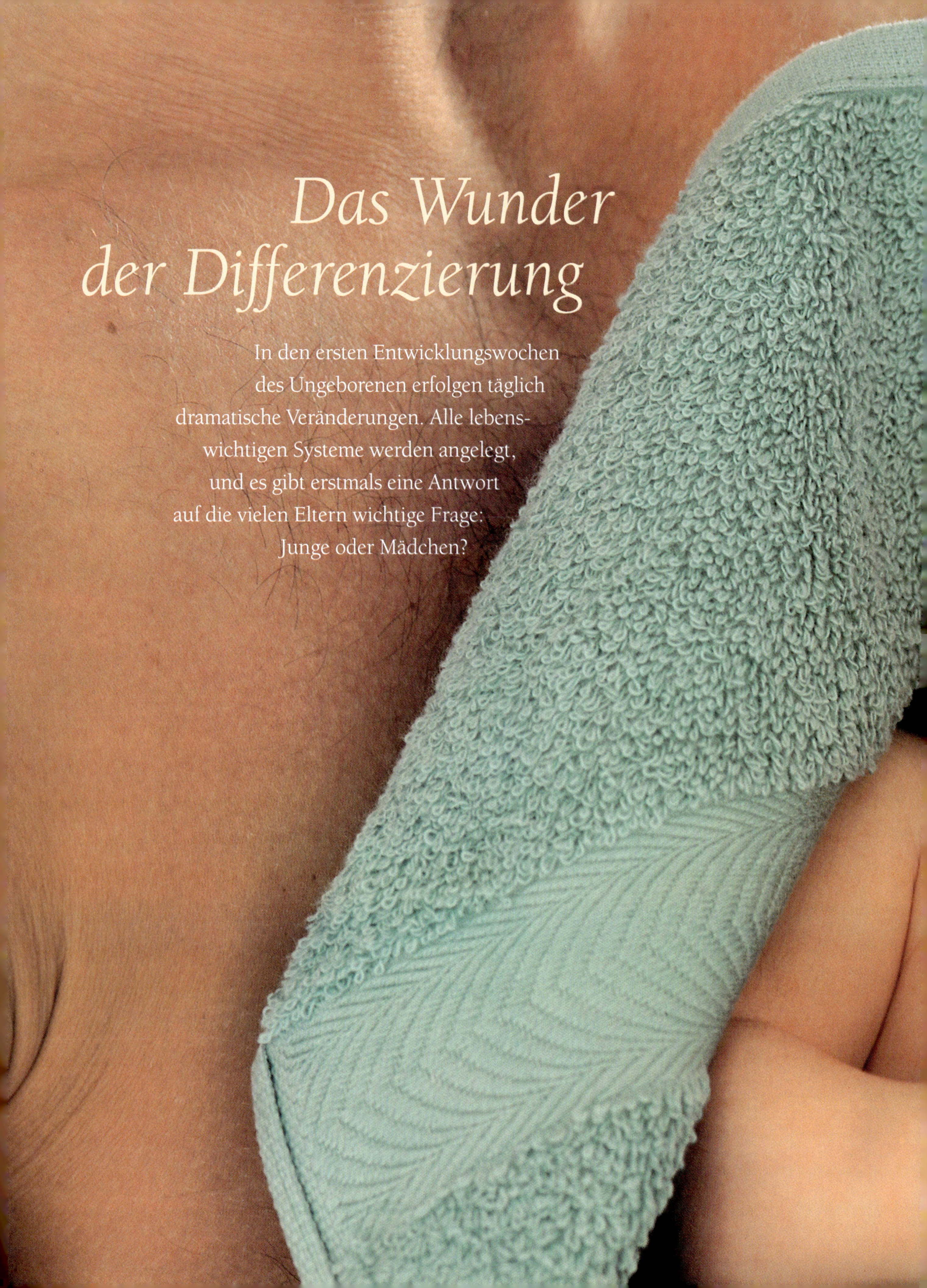

Das Wunder der Differenzierung

In den ersten Entwicklungswochen des Ungeborenen erfolgen täglich dramatische Veränderungen. Alle lebenswichtigen Systeme werden angelegt, und es gibt erstmals eine Antwort auf die vielen Eltern wichtige Frage: Junge oder Mädchen?

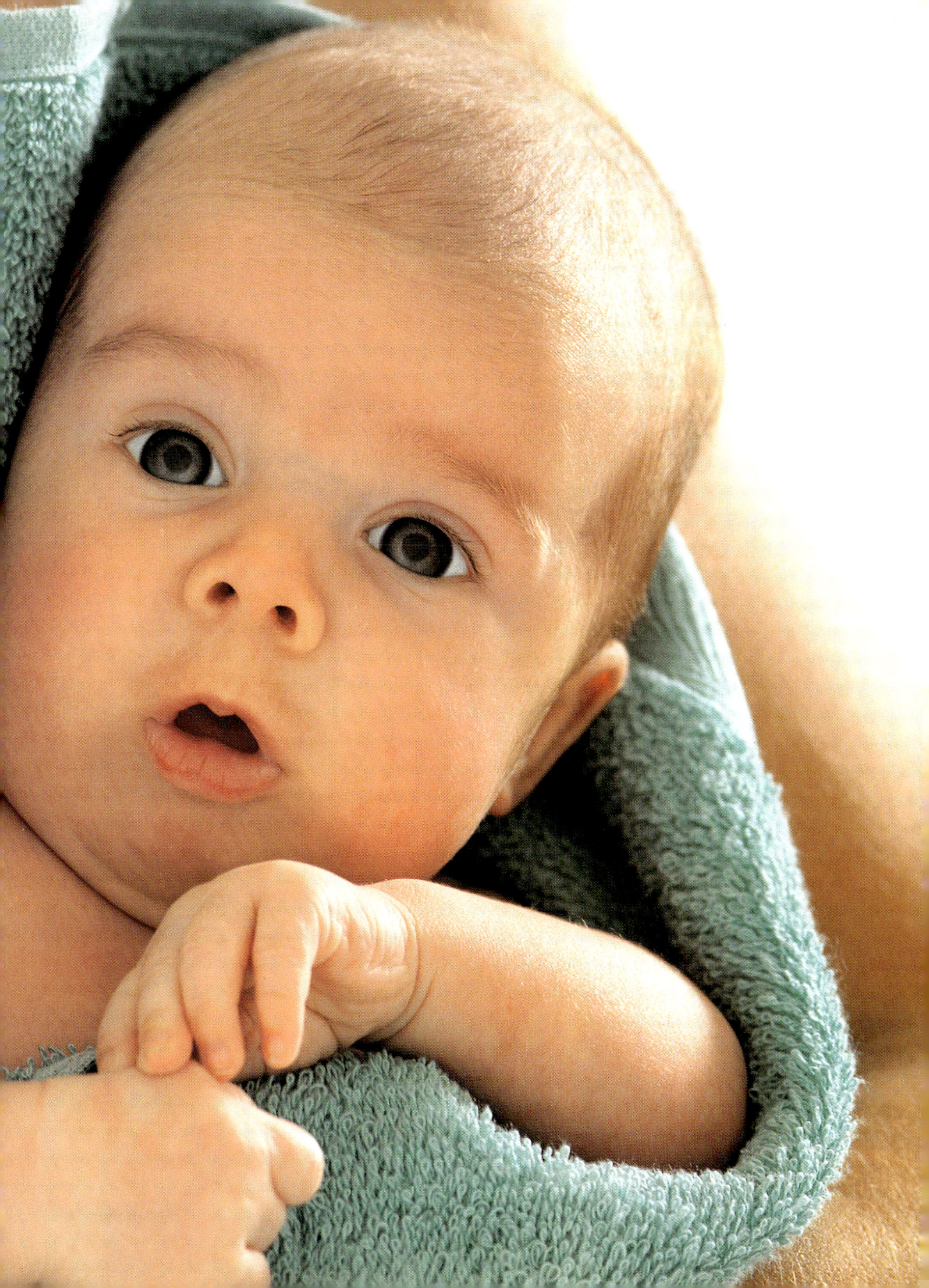

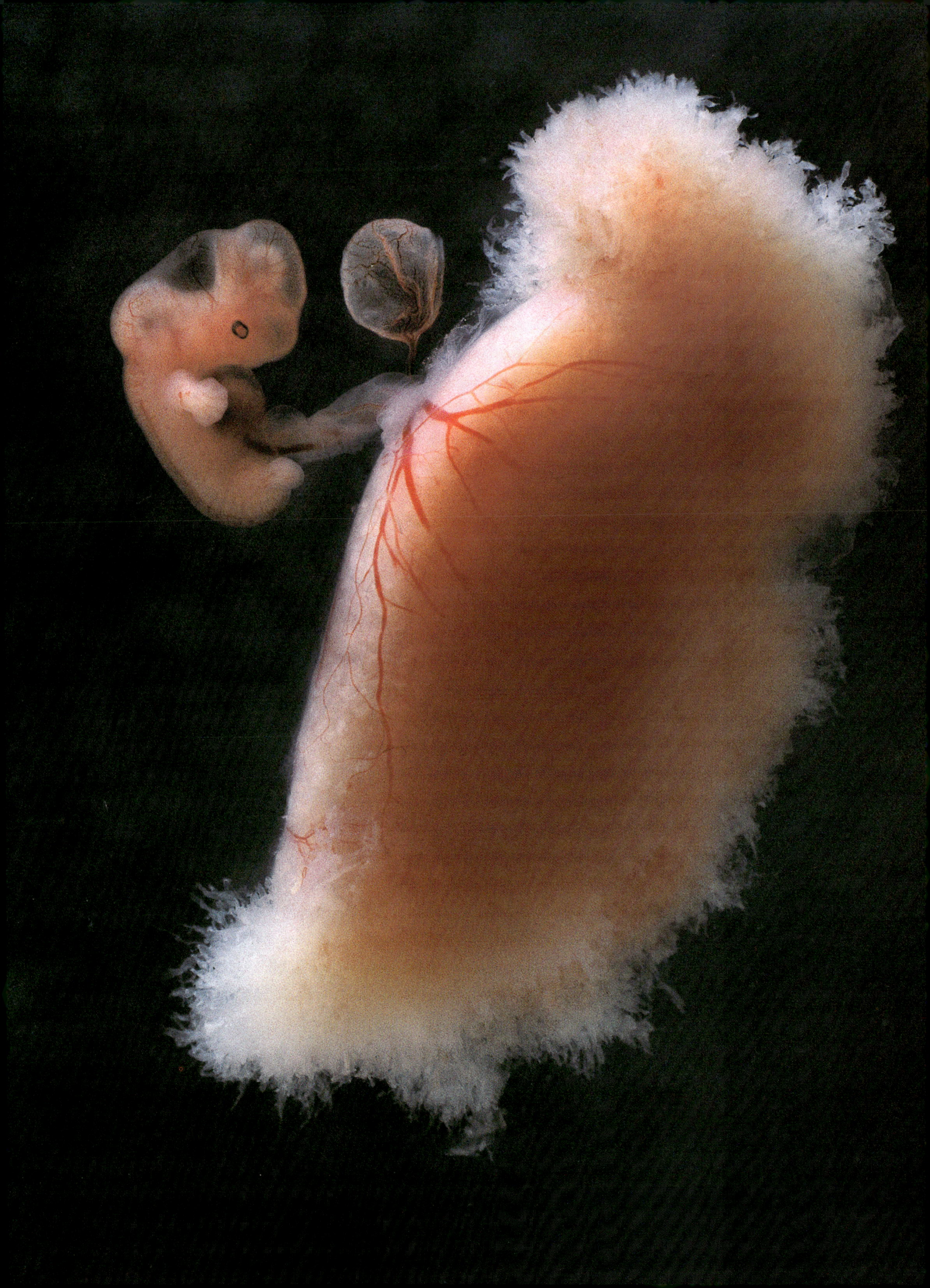

Die Versorgungssysteme

Die erste lange Reise seines Lebens hat das werdende Kind nun hinter sich. Doch an Ausruhen ist nicht zu denken – das darf das Kleine erst gegen Ende der Schwangerschaft, wenn Organe, Gliedmaßen, Herz, Gehirn gut entwickelt sind. Jetzt geht es zunächst einmal darum, das Potenzial der Körperzellen, aus denen der Winzling erst besteht, auszuschöpfen: Jede von ihnen enthält schließlich das komplette genetische Programm, das den Menschen ausmacht und ihn von allen anderen Arten unterscheidet.

Unten links: Am 33. Tag liegt der Embryo in einer mit Flüssigkeit gefüllten Kugel, dem Fruchtsack, die von feinen Zotten, den Chorionzotten, besetzt ist. Sie stellen den ersten Kontakt zum mütterlichen Organismus her.

Immer einen Schritt voraus

Damit das Unternehmen Entwicklung programmgemäß vonstatten gehen kann, ist die wichtigste Voraussetzung: Der Embryo muss stets gut versorgt sein. Wobei die Natur es so vorgesehen hat, dass die Versorgung immer dem jeweiligen Entwicklungsstand entspricht, das lebenserhaltende System allerdings dem Embryo in seiner Reife immer einen Schritt voraus ist. Dieses Prinzip hat bis nach der Entbindung Gültigkeit: Die Milchproduktion in der mütterlichen Brust beginnt bereits, bevor das Baby das Licht der Welt erblickt. Und wenn die Mutter ihr Neugeborenes zum ersten Mal an die Brust legt, kann das Kleine die wertvolle Vormilch, das Kolostrum, trinken, die dicker als die normale Milch und um einiges nährstoffreicher ist.

Rechts: Im Inneren des Fruchtsacks erkennt man den ca. sieben Millimeter großen Embryo. Sauerstoff und Nährstoffe erreichen ihn über die sternförmig auf ihn zulaufenden Blutgefäße.

42 Tage ist dieser Embryo alt. Die Nabelschnur verbindet ihn mit dem Mutterkuchen. Der Dottersack (das ist der kleine runde Ballon oberhalb der Nabelschnur) ist dabei, sich zurückzubilden – das Ungeborene braucht ihn bald nicht mehr.

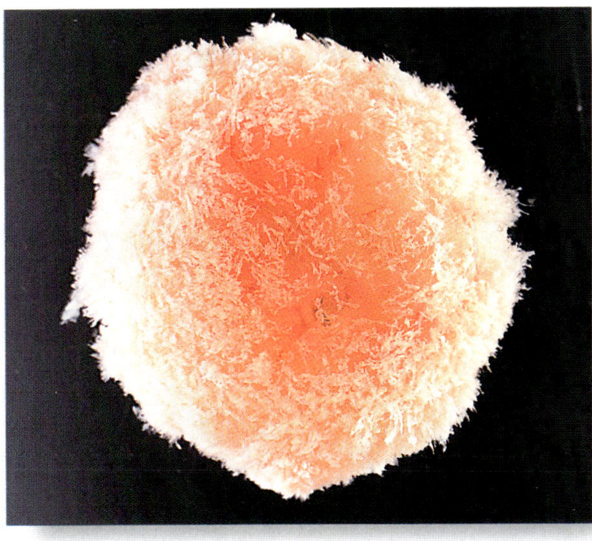

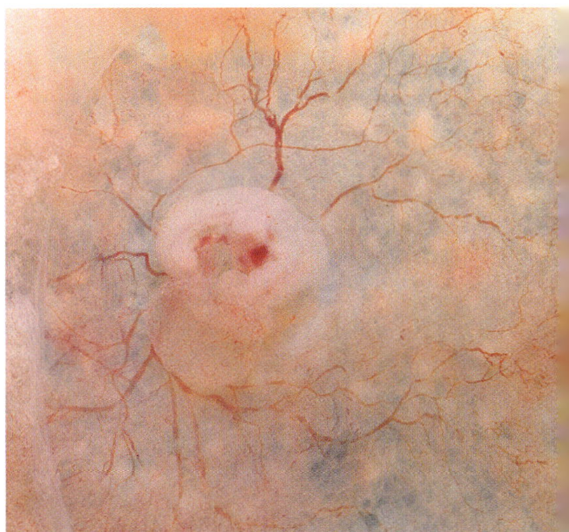

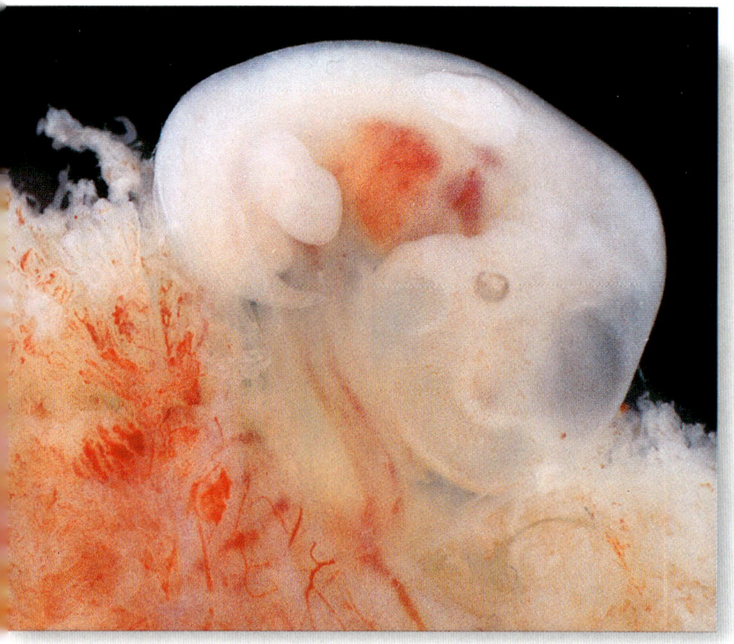

Am 35. Tag ist deutlich das Herz zu erkennen, das Blut durch den winzigen Organismus pumpt, damit der Embryo wachsen und gedeihen kann.

Doch bis es so weit ist, dass Mutter und Baby einander in die Augen sehen können, wird noch viel geschehen. Am Anfang des neuen Lebens sind ja alle Systeme noch ganz simpel und trotzdem ganz hervorragend ausgeklügelt.

Angebot und Nachfrage

Während die Morula durch die Gebärmutter schwebt, auf der Suche nach dem endgültigen »Landeplatz«, braucht sie keine Nahrung, sondern es muss Sorge dafür getragen werden, dass ihre Zellen nicht austrocknen, verkümmern. Deshalb ist sie von einer Schutzmembran umgeben, außerdem haftet noch immer die lebenswichtige Flüssigkeit aus dem Eileiter an ihr.

Nachdem der winzige Embryo aber seinen Platz im Uterus gefunden hat, werden bestimmte Zellen in der Gebärmutterschleimhaut äußerst aktiv. Um den Ort der Einnistung herum produzieren sie Fette und Kohlenhydrate, die sie freigeben, damit der Embryo sie aufnehmen kann.

Interessant ist in diesem Zusammenhang übrigens die Tatsache, dass die Gebärmutter keinerlei Anstalten macht, den Embryo als »Fremdkörper« zu identifizieren und abzustoßen. Vermutet wird, dass die kindlichen Zellen eine Art genetischen Erkennungskode aussenden, der dem Körper der Mutter signalisiert: Ich bin's, dein Baby!

Doch zurück zur Ernährung des Embryos: Sobald er Kontakt mit der Gebärmutterschleimhaut hat, bilden sich um den kleinen Gast herum Vertiefungen (ein Wissenschaftler würde jetzt von Lakunen sprechen), und in diese sickert ein wenig mütterliches Blut – gerade genug, um den Winzling, noch keinen Millimeter groß, mit dem Wichtigsten zu versorgen. Doch das reicht nur für eine kurze Weile. Also beginnt das Kleine, feine Fasern, Zotten, zu entwickeln, die tiefer in das Gewebe der Gebärmutterschleimhaut eindringen können, sozusagen Vorreiter für die spätere Plazenta. Sie dienen zur Aufnahme von Nährstoffen und verankern das – jetzt

Es gibt dich, das weiß ich! Alle lachen mich aus, sagen, das kann nicht sein – viel zu früh. Aber irgendwie bin ich so sicher! Du hast mich ausgesucht, mir dein Leben anvertraut, und in meinem Körper wirst du wachsen. Und ich verspreche dir: Ich passe gut auf dich auf!

stetig wachsende – Zellhäufchen an seinem »Landeplatz«. Auch die anderen Zellen wachsen und differenzieren sich, übernehmen Spezialaufgaben. Noch sind keine Blutgefäße da, auch das Herz fehlt. Aber bald ist es so weit! Zuerst entsteht der Dottersack, der bereits einige wenige Blutkörperchen enthält – bis jetzt sind Leber und Milz, die später die Blutproduktion übernehmen werden, sozusagen als »Rohlinge« angelegt. Zunächst werden die Blutzellen aus dem Dottersack vom primitiven Darmrohr aufgenommen, doch schnell bilden sich im Embryo allerfeinste Gefäße, die sie in den Körper holen.

Die Ansprüche steigen

Bis jetzt stellt der Miniorganismus keine großen Anforderungen – Sauerstoff braucht er fast gar nicht, noch ist schließlich kaum Blut und erst recht kein ausgedehntes Adergeflecht vorhanden, in dem das Blut vom Herzen durch den Körper gepumpt wird. Doch je spezialisierter die einzelnen Zellen werden und je größer der Embryo wird, desto höher sind auch die Anforderungen an das Versorgungssystem.
Deshalb muss jetzt alles Zug um Zug gehen: Mütterlicherseits bilden sich in der Gebärmutter neue Blutgefäße, beim Embryo entwickelt sich aus den anfänglichen Saugfasern ein stark durchblutetes Zottengeflecht, das eng mit der Gebärmutterschleimhaut verbunden ist. So entsteht nun

Wird der Abstand zwischen Embryo und Mutterkuchen größer, ist eine »Versorgungsleitung«, die Nabelschnur, unentbehrlich. Hier sieht man deutlich ihre drei Gefäße, zwei Arterien und eine Vene. Damit sie nicht so leicht abknicken, sind sie in gelartiges Gewebe eingebettet.

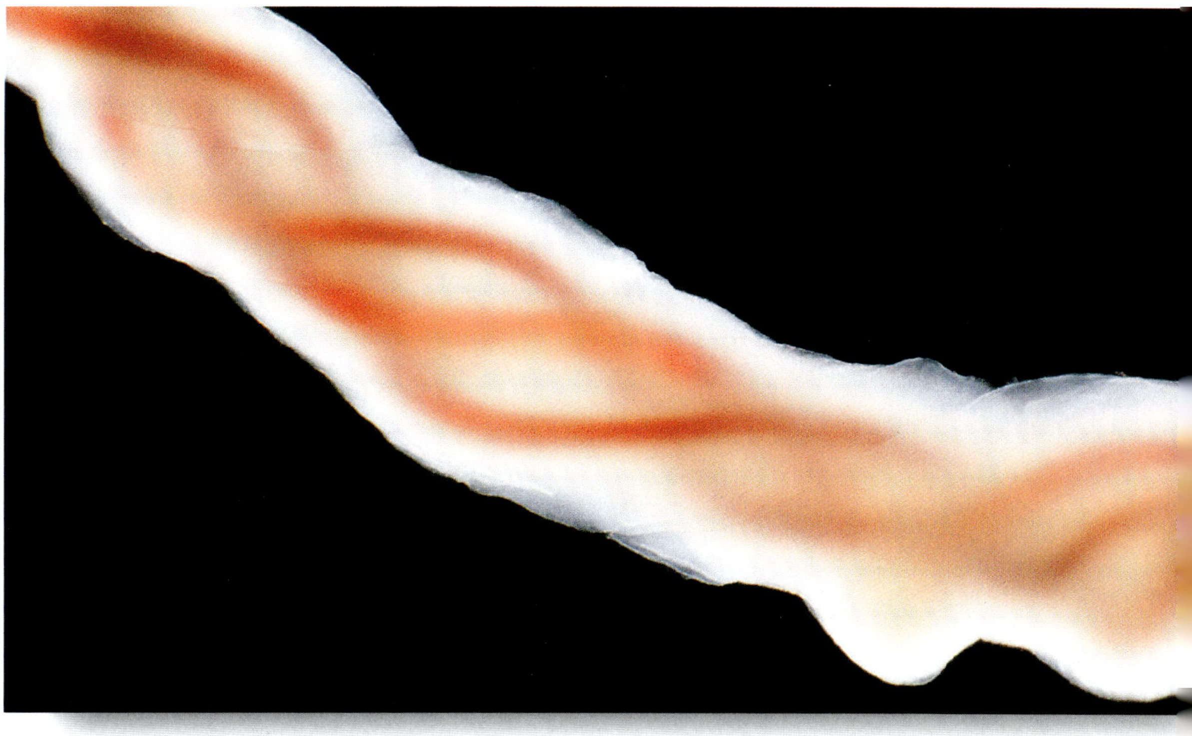

endlich die Plazenta, auch Mutterkuchen genannt, mit der das Kind durch die Nabelschnur verbunden ist.

Diese Nabelschnur durchziehen drei große Gefäße. Eines bringt sauerstoffarmes Blut in die Plazenta, wo es aufgefrischt, also mit Sauerstoff und Nährstoffen angereichert wird. In den zwei anderen Gefäßen strömt dieses wertvolle Blut zum Kind zurück. Der Organismus der Mutter ist auf diese Aufgabe – unter dem Einfluss von Schwangerschaftshormonen – gut eingestellt: In den Adern einer Schwangeren kreist etwa ein Liter Blut mehr als in denen einer nicht schwangeren Frau!

Du bist Wesen, ich bin Raum,
Du die Frucht und ich der Baum.
Kind, in deine ersten Lüste
Senk ich meine braunen Brüste
Und mein Bild in deinen ersten Traum ...

Albrecht Goes

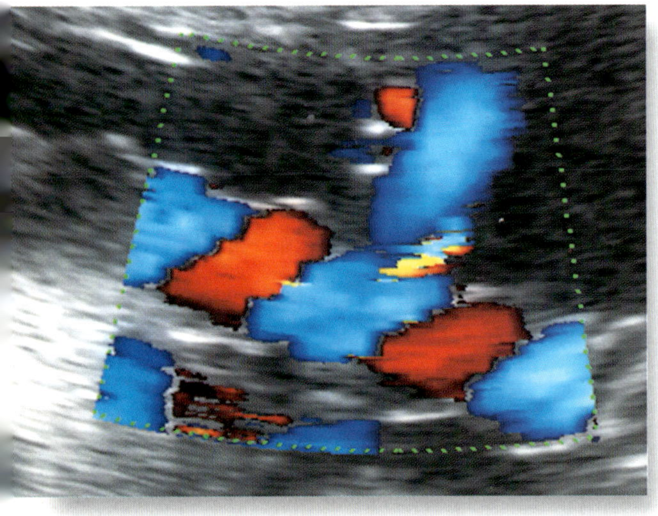

Eine spezielle Aufnahmetechnik, die Doppler-Sonografie, zeigt die Durchblutung der Nabelschnur. Die beiden Farben geben die unterschiedlichen Strömungsrichtungen des Blutes an: vom Kind zum Mutterkuchen und vom Mutterkuchen zum Kind.

In der Plazenta findet also von Anfang an ein reger Austausch statt, doch stets bleiben die Blutkreisläufe von Mutter und Kind voneinander getrennt – es ist also nicht so, wie viele glauben, dass das Blut der schwangeren Frau durch die Plazenta in das Ungeborene fließt und wieder zurück! Nein, der Austausch von Nährstoffen findet über die Gefäßwände statt. Ein ausgeklügeltes System, das für das Kind auch einen Schutz vor Schadstoffen darstellt! Trotzdem gibt es Substanzen, die diese Plazentabarriere überwinden können. Deshalb sollten Frauen, die ein Kind erwarten, z. B. sehr vorsichtig mit Medikamenten, Alkohol, Koffein etc. sein. Es gibt nun mal keine Garantie dafür, dass ein Fremdstoff tatsächlich völlig unschädlich ist. Außerdem verstärken sich einige Substanzen noch

Komisch, auf einmal will ich nur noch Gesundes essen. Früher hätte man mich mit Obst und Gemüse verjagen können. Sahne, Wein, Olivenöl – damit habe ich gekocht, üppig sollte alles sein. Und nun will ich Salat, Früchte, am liebsten Aprikosen, und alles, was nach Zimt schmeckt. Viele, die zum Essen kommen, wundern sich – nun ja, Hackfleischsauce mit Zimt und Vanille ist nun mal nicht jedermanns Sache. Aber ich denke, du magst das, und deswegen gebe ich diesen von anderen belächelten Gelüsten auch nach.

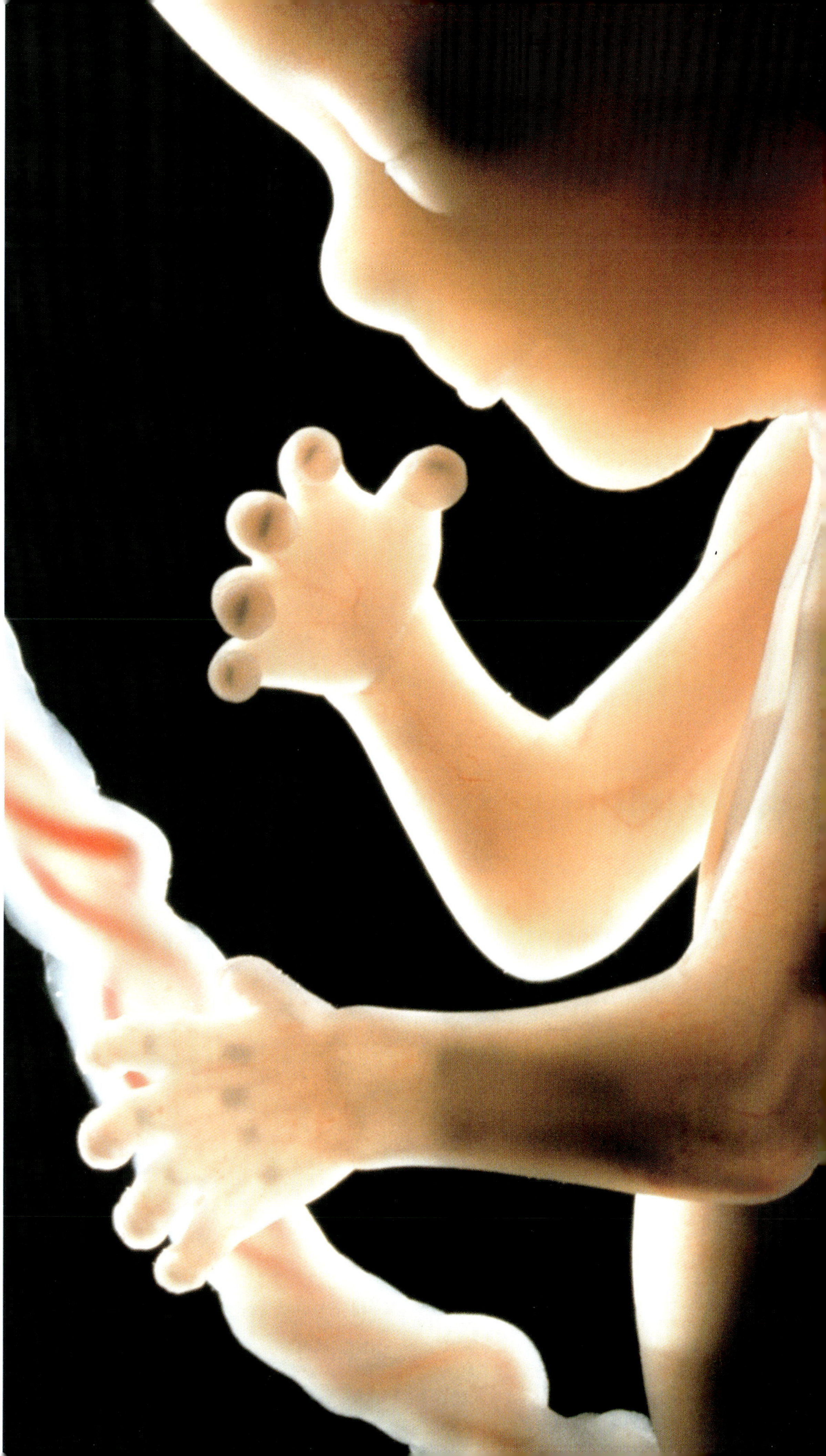

In der 15. Woche ist das Kind ständig in Bewegung. So kommt es auch vor, dass es die Fingerchen um die Nabelschnur legt. Fest zupacken kann es aber noch nicht.

gegenseitig in ihrer Wirkung: Beispielsweise wirken eine Tasse Kaffee und eine Zigarette zusammen stärker als würde man jedes dieser Genussmittel für sich alleine einnehmen.

Getrübter Genuss

Noch ein Wort zum Rauchen: Dass Nikotin nicht gut für das Baby ist, weiß man jetzt. Es kann entweder in den Organismus des Babys eindringen und dort Schaden anrichten (etwa Wachstumsstörungen), oder auch Entwicklungsverzögerungen (bei Babys starker Raucherinnen) verursachen, weil durch das Nikotin feine Blutgefäße im Mutterkuchen verschlossen werden und so die Versorgung des Kleinen eingeschränkt ist.

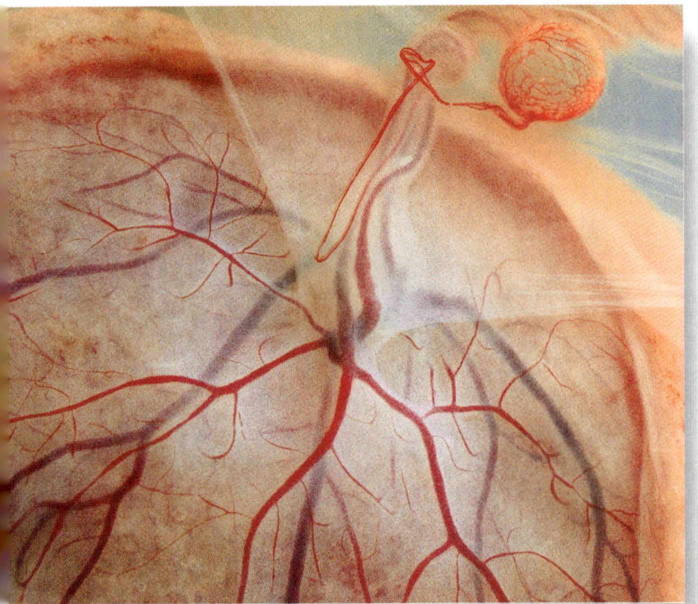

Bereits in der 14. Woche, wenn der Dottersack noch sichtbar ist, durchziehen kräftige Blutgefäße die Seite des Mutterkuchens, die dem Kind zugewandt ist. Sie münden in die Nabelschnur.

Wenn nach der Geburt des Kindes die Plazenta (die dann ca. 500 Gramm wiegt) ausgestoßen wird – sie ist nun ja überflüssig geworden – sieht man gelegentlich richtige kleine Infarkte im Gewebe: Sie können ein Zeichen dafür sein, dass die Mutter zu oft zur Zigarette gegriffen hat. Aber natürlich gibt es noch ganz andere Gründe.

Und wo das Thema schon auf dem Tisch ist: Es ist bekannt, dass auch Alkohol über die Plazenta in den kindlichen Organismus eindringen kann! Ganz klar ist noch nicht, welche Menge schädlich ist – die Schwangere sollte also auch hier keine Risiken eingehen und nichts Alkoholisches trinken. Nach neusten Studien ist es übrigens sogar ungesund fürs Ungeborene, wenn die Mutter in den *letzten* Schwangerschaftswochen Bier, Wein, Sekt etc. trinkt, was bisher ja als eher harmloser Genuss gegolten hat.

Jetzt ist es so weit – ich trage Verantwortung. Nicht mehr nur für mich allein, sondern für einen anderen Menschen mit, nämlich für dich, mein Kleines. Manchmal ärgere ich mich etwas darüber, dass ich nicht mehr so kann, wie ich will, dass ich mich so einschränken muss. Aber dann denke ich, du sollst es gut haben bei mir, und stecke die Zigarette in die Packung zurück …

Ausreichende Versorgung

Neben den allgemein notwendigen Nährstoffen gibt es jedoch auch Stoffe, die ganz besonders erwünscht sind und die Plazenta passieren dürfen. Dazu gehört beispielsweise die Folsäure, ein Vitamin aus der B-Gruppe, das eine wichtige Rolle beim Aufbau des Neuralrohrs spielt, des Teils der Wirbelsäule, der das Rückenmark umhüllt. Doch dazu mehr im Kapitel »Den Rücken stärken« (Seite 45 ff.). Verblüffen mag, dass die Plazenta in den ersten Wochen im Vergleich zum Embryo riesengroß wirkt – wie gesagt, alle Versorgungssysteme müssen in ihrer Entwicklung dem Baby immer einen Schritt voraus sein, damit der Winzling nach 38 Wochen gesund zur Welt kommen kann. Doch mit der Vervollständigung des plazentaren Systems allein ist es nicht getan – das Ungeborene braucht noch viel mehr, um gut versorgt und geborgen zu sein.

Was kommt eigentlich an bei dir? Ich esse Knoblauch und kann es nicht lassen, jede Mahlzeit kräftig mit Curry und Chilis zu würzen. Und dann noch meine Vorliebe für Essiggurken – schreckt dich so etwas? Oder findest du sogar Geschmack daran?

Vielleicht können Sie sich erinnern: Kurz nach dem ersten Kontakt mit der Gebärmutterschleimhaut wird die Morula, das Zellklümpchen, von Uteruszellen zugedeckt – wir sprechen da von einem knappen Quadratzentimeter. Als Schutz für ein paar Tage ist das völlig ausreichend, aber der kleine Mensch vervielfacht seine Körpergröße ja in nur wenigen Wochen – was schützt ihn dann? Den Schutz übernimmt ein vielschichtiges, dehnbares, transparentes »Vlies«, das das Ungeborene umhüllt – die Eihaut. Platz ist in dieser Blase reichlich, schließlich muss das sich entwickelnde Baby mitsamt dem Fruchtwasser (immerhin etwa ein Liter) hineinpassen.

Endoskopische Aufnahme der Nabelschnur: Im siebten Monat hat sie einen Durchmesser von knapp einem Zentimeter.

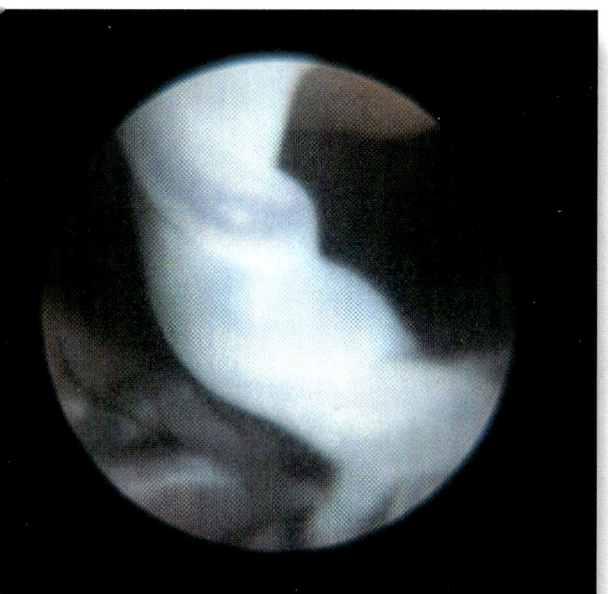

Perfekter Schutz

Endoskopische Aufnahmen (sie entstehen mit einem »Sehrohr«, das durch Bauchdecke oder Scheide eingeführt wird und über das eine Minikamera Einblicke in die Gebärmutter nehmen kann – das ist manchmal aus medizinischen Gründen nötig) haben gezeigt, dass die Eihäute für das

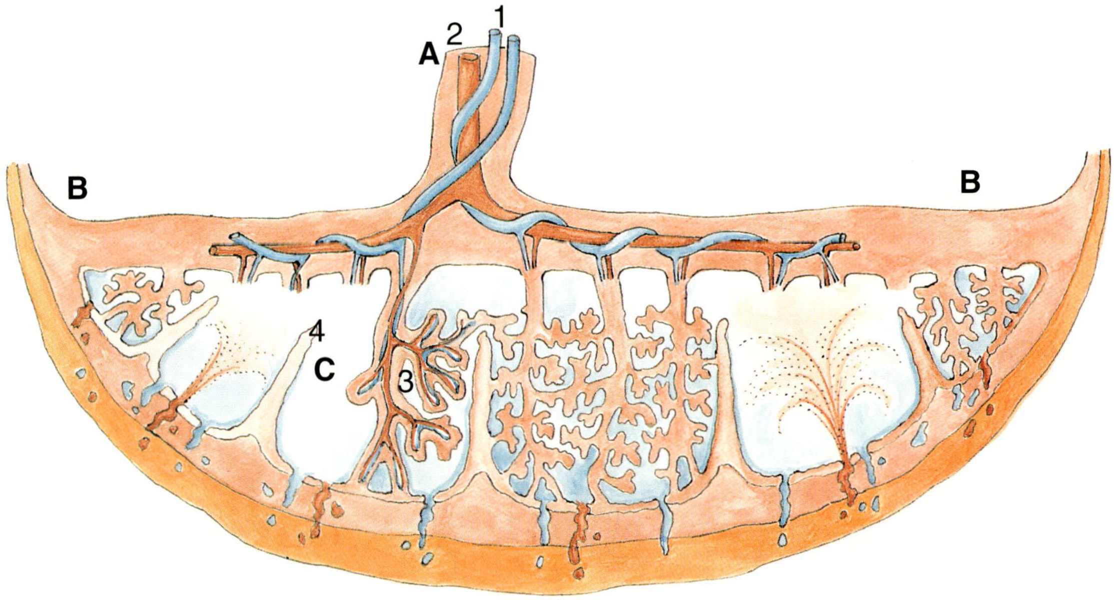

Schematischer Querschnitt durch den Mutterkuchen am Ende der Schwangerschaft:
Mütterlicher und kindlicher Kreislauf sind eng miteinander verbunden, mischen sich jedoch nie. Durch die Nabelschnur (A) treten die kindlichen Arterien (1) und die Nabelvene (2) in die Plazenta (B) ein. Dort verzweigen sie sich und enden als feinste Blutgefäße, Kapillaren (3), in den Plazentazotten (C). Unter starker Vergrößerung wirkt es, als würden sie wie kleine Inseln in einem See aus mütterlichem Blut (Lakune) schwimmen. Durch hauchfeine Membranen gehen die Abfallstoffe aus dem Organismus des Kindes in die Lakunen (4) über und treten so in den mütterlichen Kreislauf ein. Nähr- und Aufbaustoffe sowie Sauerstoff erreichen das Ungeborene auf dem umgekehrten Weg.

Ungeborene nicht nur Schutz bedeuten, sondern sogar einen gewissen Unterhaltungswert haben: Es gibt Bilder, auf denen zu sehen ist, wie das Kleine in die Eihäute greift, daran zieht oder auch sein Köpfchen hineinschmiegt.

Auch das Fruchtwasser hat vielerlei Bedeutung für das Baby. Einerseits wirkt es als Puffer gegen Geräusche und Erschütterungen, andererseits hilft es beispielsweise beim Training des Schluckreflexes und übt die Nierenfunktionen ein: Immer wieder nimmt das Kind ein bisschen von der Flüssigkeit zu sich, schluckt sie und scheidet sie auf dem uns Erwachsenen bekannten Weg wieder aus.

Zu guter Letzt braucht das Kind während der Schwangerschaft noch einen Hautschutz. Es verbringt nun mal lange Zeit in einer nassen Umgebung – und man weiß ja, wie beispielsweise Hände aussehen, wenn sie zu lange im Wasser waren. Deshalb entsteht auf dem ganzen kleinen Körper die so genannte Käseschmiere, eine gelblich-weiße Masse, die verhindert, dass das Fruchtwasser die Hautzellen aufweicht. Babys, die nach dem errechneten Geburtstermin zur Welt kommen, haben diesen Schutz übrigens nicht mehr, und an ihnen kann man dann sehr oft tatsächlich so etwas wie runzlige »Waschfrauenhände« erkennen.

Fühlst du dich eigentlich wohl bei mir, kleiner Gast? Meist ist das Leben um mich herum laut und hektisch – ich habe manchmal Angst, du könntest dich fürchten. Aber keine Sorge – was draußen auch passieren mag, ich weiß schon einzuschätzen, wann Rückzug angesagt ist. Vertraue mir!

In diesem Zusammenhang ein paar Worte zum Geburtstermin (Wie Sie ihn selbst errechnen können, steht auf Seite 108): Der kalkulierte Termin ist ein Anhaltspunkt für Eltern und Geburtshelfer, der sich im Lauf der Schwangerschaft öfters ändern kann. Doch selbst wenn er feststeht, gilt: Kaum ein Baby hält sich wirklich daran. Eines hat es eilig, ein anderes lässt sich einfach Zeit. Zeigt sich bei den verschiedenen Vorsorgeuntersuchungen, was das Kind »vorhat«, wird die Hebamme oder der Arzt möglicherweise spezielle Maßnahmen einleiten.

Bei Anzeichen einer eventuellen Frühgeburt wird die Mutter vielleicht vorzeitig in die Entbindungsklinik (vorzugsweise eine mit Neugeborenen-Intensivstation) eingewiesen, damit sie und ihr Kind im Fall der Fälle gleich richtig betreut werden.

Ist der errechnete Geburtstermin ereignislos verstrichen, werden Mutter und Ungeborenes täglich untersucht. Diese Checks umfassen u. a. Belastungstests, die zeigen, wie stabil der Zustand des Kindes ist, und elektronische Aufzeichnungen, die Aufschluss darüber geben, ob bereits leichte Wehen eingesetzt haben und wie kräftig das Herz des Ungeborenen schlägt.

Es ist zusätzlich belastend, wenn wohlmeinende Mitmenschen ständig fragen, ob »es denn noch nicht da ist«. Ein Tipp, um solche Situationen grundsätzlich zu vermeiden: Nennen Sie allen, die sich danach erkundigen, von vornherein einfach einen Termin, der etwa zwei Wochen später als der errechnete Geburtstermin liegt.

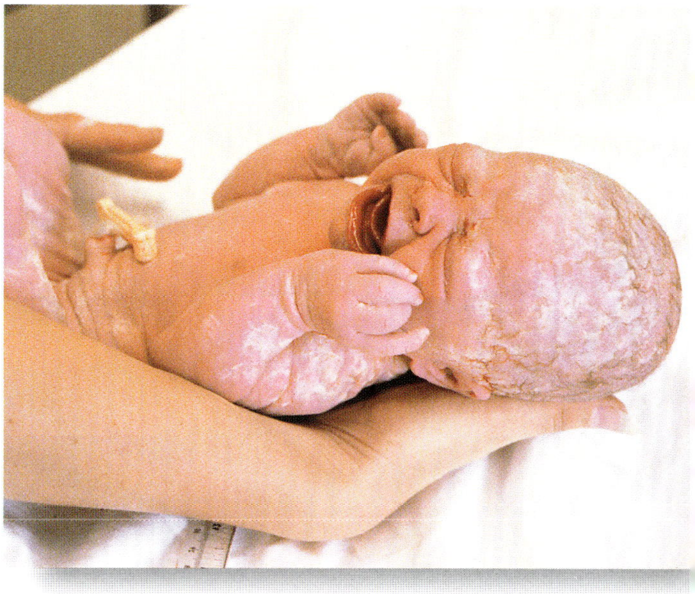

Bei seiner Geburt ist das Baby noch mit Käseschmiere bedeckt, einer cremigen Substanz, die die zarte Haut im Fruchtwasser geschützt hat.

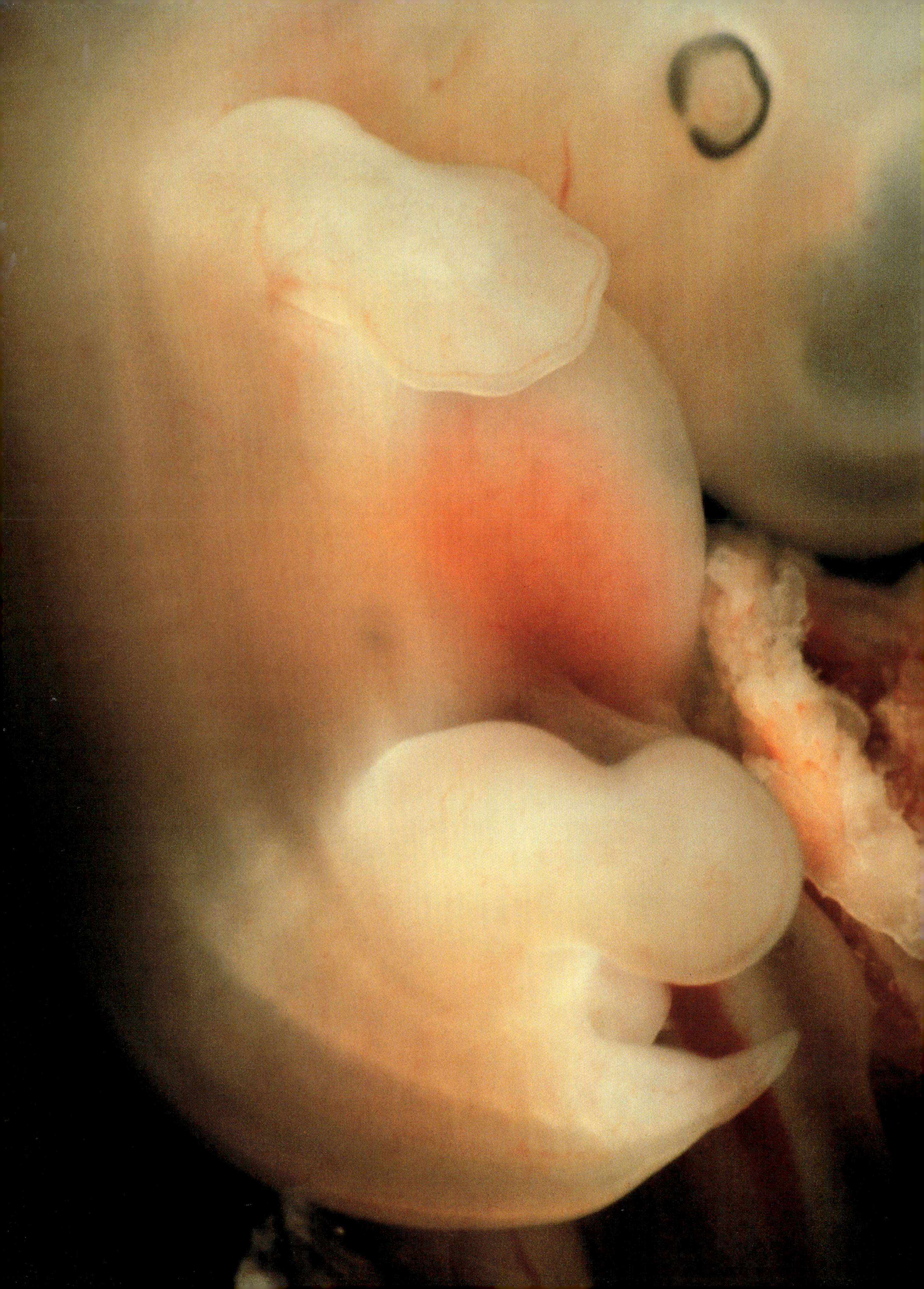

Herz und Kreislauf

Unser Herz ist etwas Faszinierendes: ein »muskuläres Hohlorgan« (so steht es in einem medizinischen Lexikon) mit zwei Kammern, zwei Vorhöfen, vier Klappen, das zwischen den Lungen über dem Zwerchfell liegt. Unermüdlich pulsiert es, treibt das Blut durch unseren Körper, bringt Sauerstoff in den Organismus, transportiert Abfallstoffe ab. Strengen wir uns an oder sind wir aufgeregt (oder verliebt), dann schlägt es schneller, entspannen wir uns, findet es wieder zu seinem eigenen, ruhigen Rhythmus zurück. Und erst wenn das Herz für immer stehen bleibt, ist das Leben endgültig vorbei.

Ist der Embryo um die 40 Tage alt und vom Scheitel bis zum Steiß einen Zentimeter groß, arbeitet sein Herz schon kräftig. Es schlägt doppelt so schnell wie das der Mutter.

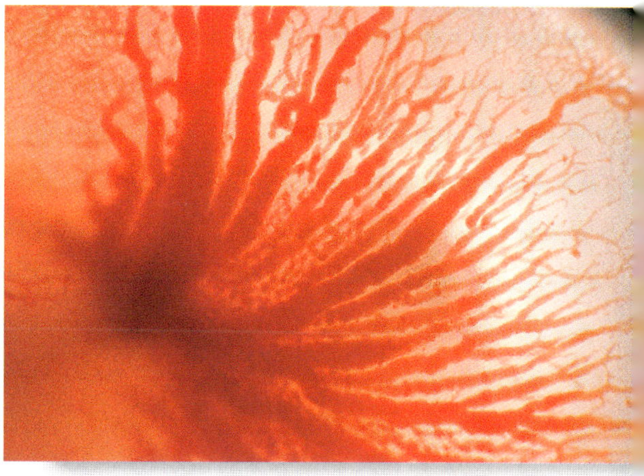

Kaum zu glauben, dass sich ein solches Wunderwerk in nur 38 Wochen entwickeln kann! Aber so ist es tatsächlich. Und dabei ist das Herz-Kreislauf-System das erste körpereigene System, das im Embryo angelegt und gestartet wird. Aus gutem Grund: Zum Entwickeln und Gedeihen braucht das Kleine mehr und mehr Sauerstoff, und den bekommt es über das Blut, genauer gesagt über den roten Blutfarbstoff Hämoglobin, durch den der Sauerstoff transportiert wird. Außerdem werden dem Kind durch das Blut Nährstoffe zugeführt.

Sauerstoffreiches Blut ist für die Entwicklung des Gehirns unentbehrlich. Deswegen ist die Kopfregion besonders stark durchblutet.

Das Herz entsteht

In den ersten Tagen hat der winzige »Eindringling« in der Gebärmutter noch kein Blut, keine Adern, kein Herz – und schließlich auch noch keine Brust, in der es schlagen könnte. Doch um den 18. oder 19. Tag herum entsteht eine kleine Verdickung, ganz in der Nähe des späteren Kopfes – außerhalb des Körpers, denn innen drin ist noch kein Platz!

Mein Kleines, nun weiß ich, dass es dich gibt, und ich habe sogar ein Bild von dir – wie klein du bist! Doch sehnsüchtig warte ich auf den Moment, in dem ich dich zum ersten Mal spuren werde. Ich glaube, erst dann bist du Wirklichkeit für mich.

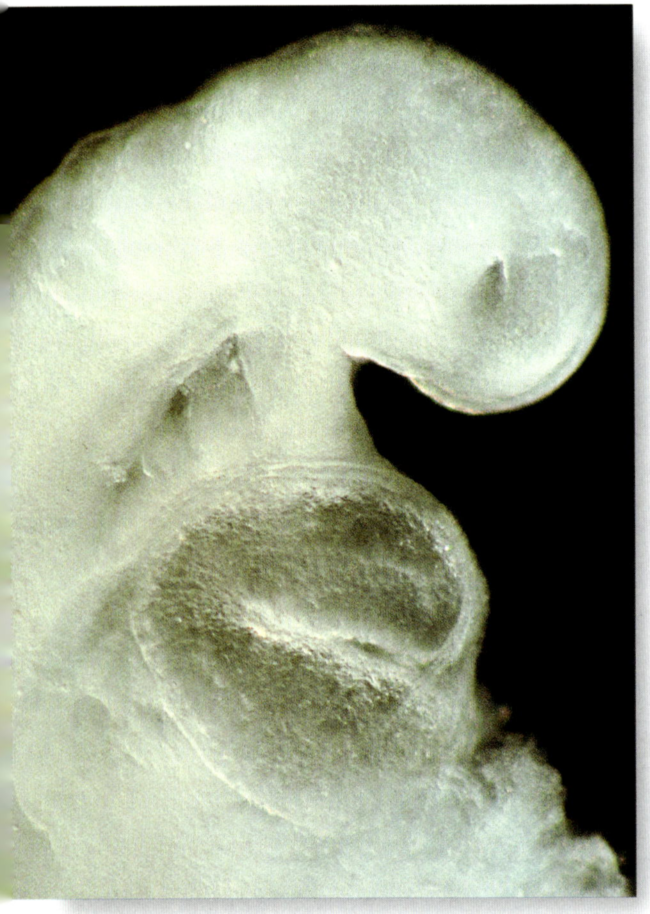

Es ist kaum zu glauben, dass der u-förmige Herzschlauch der vierten Entwicklungswoche (der schon arbeitet!) einmal zu einem vollständigen Herz wird, das bis zum Lebensende unermüdlich schlägt.

Mesenchymzellen – »Spezialisten«, die am Aufbau von Bindegewebe, Muskeln, Adern usw. beteiligt sind – wandern zu dieser Verdickung hin und verbinden sich miteinander. (Der Begriff »wandern« ist übrigens wörtlich zu nehmen: Während der gesamten Embryonalentwicklung sind Zellen im und am kindlichen Körper unterwegs, um Aufbauarbeit zu leisten, den Bauplan der Natur zu realisieren.)

Zunächst formieren sich diese Zellen zu zwei glatten Strängen, kurz darauf entsteht in beiden je ein Hohlraum. Fertig sind die hauchfeinen primitiven Herzschläuche! Doch zum Blutpumpen taugt die Anlage noch nicht – was erst mal nichts ausmacht, denn noch ist ja kaum Blut vorhanden. Aber in ein paar Tagen ist es so weit.

Das System wird komplexer

Dafür müssen sich die beiden Schläuche in der dritten Woche einander annähern – das ist möglich, weil der Embryo zu diesem Zeitpunkt seine Gestalt verändert. Die Schläuche können nun verschmelzen und den eigentlichen Herzschlauch bilden. Und der beginnt etwa am 22. Tag mit seiner Arbeit. Bei einer Ultraschalluntersuchung ist das schnelle Pulsieren dann schon deutlich vernehmbar – ein Geräusch, das Mütter und Väter zu Tränen rühren kann. Denn das, was auf dem Monitor zu sehen ist, scheint kaum mehr als graue Schatten, ist mit ungeübtem Auge kaum zu erkennen. Doch der Herzschlag beweist: Hier existiert wirklich und wahrhaftig ein neuer Mensch! Der Herzschlauch ist noch eine recht simple Konstruktion – aber den Ansprüchen des Ungeborenen in dieser Phase wird er voll gerecht. Doch diese Phase ist nur kurz: Immerhin werden auch alle anderen Systeme anspruchsvoller, und vor allem braucht das Gehirn für seinen Aufbau reichlich Nahrung.

Überglücklich bin ich, weil ich endlich schwanger bin! Aber ich habe so gar keine Vorstellung von dir. Wie siehst du aus? Schlägt dein Herzchen schon? Fürchtest du dich vor dem, was dich auf dieser Welt erwartet? Keine Angst, mein Kind, ich werde immer für dich da sein!

Jetzt ist es endlich an der Zeit, dass das Herz in den Körper integriert wird. Der Schlauch knickt ein, nimmt eine u-förmige Gestalt an, gleichzeitig krümmt sich der Körper des Embryos, das »Kopfende« neigt sich nach vorn, und das winzige Herz kann sich in den späteren Brustraum verlagern. Zunächst sitzt es noch recht weit oben, sozusagen unter dem Kinn, dann wandert es abwärts, bis es an seinem angestammten Platz angekommen ist. Bis es aber so weit ist, verändert sich das Herzchen noch. Der Schlauch krümmt, dreht und wendet sich, Kammern und Vorhöfe bilden sich aus, Herzklappen entstehen, aus dem zarten Bindegewebe wird feste Muskulatur, und das rhythmische Pulsieren der ersten Tage verändert sich zu ganz deutlichem Herzschlag.

Herz, mein Herz, sei nicht beklommen,
Und ertrage dein Geschick,
Neuer Frühling gibt zurück,
Was der Winter dir genommen.
Und wie viel ist dir geblieben!
Und wie schön ist noch die Welt!
Und, mein Herz, was dir gefällt,
Alles, alles darfst du lieben!

HEINRICH HEINE

Indiz fürs Wohlergehen

Wer diese Herztöne hört, hat manchmal den Eindruck, das Kleine sei angestrengt. Doch es ist von der Natur einfach so vorgesehen, dass das Herz des Ungeborenen etwa doppelt so schnell schlägt wie das seiner Mutter. Bei den Vorsorgeuntersuchungen wird immer wieder geprüft, ob alles in Ordnung ist, wobei viele Hebammen auch heutzutage zusätzlich zu modernster Technik noch ein ziemlich altmodisch anmutendes Hörrohr benutzen.
Ganz genau beobachtet werden die Herztöne jedoch während der Geburt. Ein Herzton-Wehen-Schreiber, der Kardiotokograph, (CTG), zeichnet dann die Stärke der Wehen und ihren zeitlichen Abstand zueinander auf und lässt gleichzeitig den Herzschlag des Kindes erkennen. Typische Veränderungen in Rhythmus und Stärke können Indizien dafür sein, dass die Belastungen des Geburtsvorgangs dem Baby sehr zu schaffen machen. Dann ist eine kritische

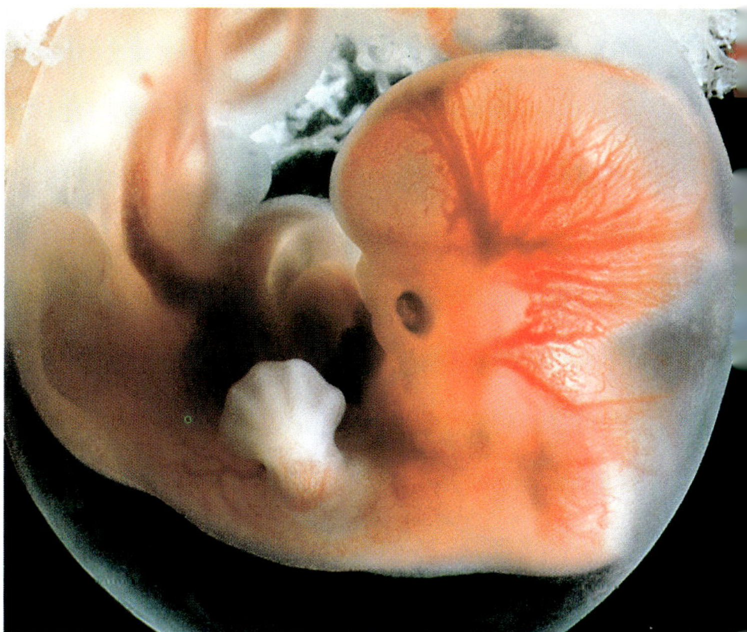

Von der Plazenta aus strömt sauerstoffreiches Blut in den kindlichen Organismus, wird dort vom Herz durch die Gefäße gepumpt. Dieser Embryo ist übrigens 42 Tage alt, er schwebt in seiner Fruchthöhle wie in einer Seifenblase.

Situation entstanden. Die Geburtshelfer müssen entsprechend eingreifen und das Kind schnellstens auf die Welt holen.
Wichtig ist die Überprüfung der kindlichen Herztätigkeit übrigens auch, wenn der errechnete Geburtstermin verstrichen ist, das Kleine aber noch keine Anstalten macht, auf die Welt zu kommen. Dann geben die Aufzeichnungen Aufschluss darüber, ob das Baby weiterhin gut versorgt ist. Schlägt das Herz nach wie vor gleichmäßig, ist alles in Ordnung. Verändert sich der Rhythmus, kann das darauf hinweisen, dass die Plazenta ihrer Aufgabe nicht mehr gerecht wird (sie war ja immerhin über 40 Wochen im Dienst). Dann droht dem Ungeborenen eine akute Unterversorgung, also Lebensgefahr, und die Geburt muss umgehend eingeleitet werden.

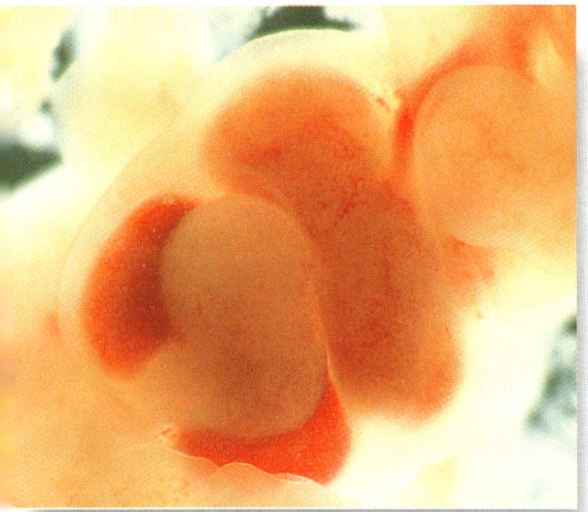

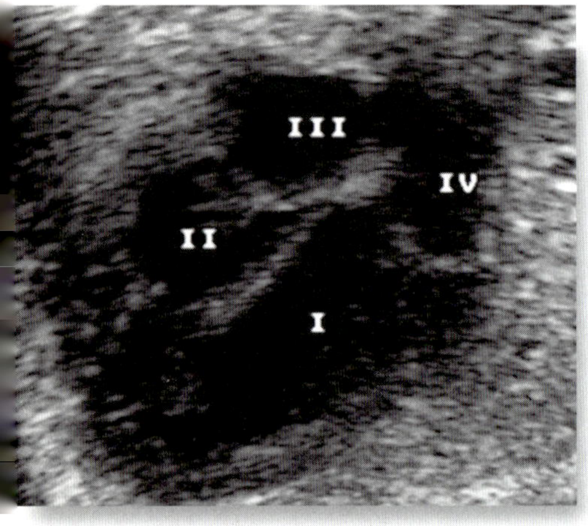

Ein feines Geflecht von Blutgefäßen

Doch zurück zu den ersten Entwicklungswochen: Ab dem 22. Tag pulsiert also das Herz. Doch wo kommen auf einmal die Blutgefäße her? Deren Entwicklung hat – logischerweise – bereits begonnen, bevor das Herz »fertig« ist, etwa um den 14. Tag herum. Zwei Tage später schon gibt es die ersten Adern. Sie verbinden den Embryo mit seiner Plazenta. So ist die Versorgung des kleinen Organismus erst einmal gewährleistet.
Kurz darauf bilden sich im ganzen Körper Angioblasten (griechisch »angeion» = Gefäß), das sind Zellhaufen und Zellstränge, die sich zu Gruppen zusammenfinden. Wissenschaftler nennen diese auch Blutinseln. Innerhalb dieser Inseln entstehen feinste Hohlräume, um die sich wiederum Zellen gruppieren und so Gefäße bilden. Diese Gefäße verbinden sich miteinander zum ersten einfachen Adergeflecht, wobei es noch keinen Unterschied zwischen Venen und Arterien gibt – der prägt sich erst aus, wenn das Herz schlägt. Das simple, anfangs vollständig symmetrische Gefäßsystem dehnt sich aus, indem es ganz zarte Blutgefäße, die Kapillaren, sprießen lässt. Gleichzeitig vereinigen sich Adern, die in benachbarten Körperregionen unabhängig voneinander entstanden sind.
Und erst dann, wenn das gesamte Geflecht fertig entwickelt ist, beginnt die Bildung von Blutflüssigkeit und Blutzellen. Dieses erste Blut strömt schließlich in das Herz, und die kleine Pumpe kann mit ihrer lebenslangen Tätigkeit beginnen.

Nahaufnahme: Ab dem 40. Tag besitzt das Herz bereits die typische Form des Erwachsenenherzes.

Das verdeutlicht ein Ultraschallbild der 24. Woche: I und II sind die Herzkammern, III und IV die Vorhöfe. Zwischen II und III sowie zwischen I und IV liegen die Herzklappen.

Am 42. Tag haben sich bei der Hand Fingerstrahlen entwickelt. Noch läuft eine versorgende Ader um das ganze Händchen herum. Sobald die Finger zu wachsen beginnen, wird sie in diese integriert werden

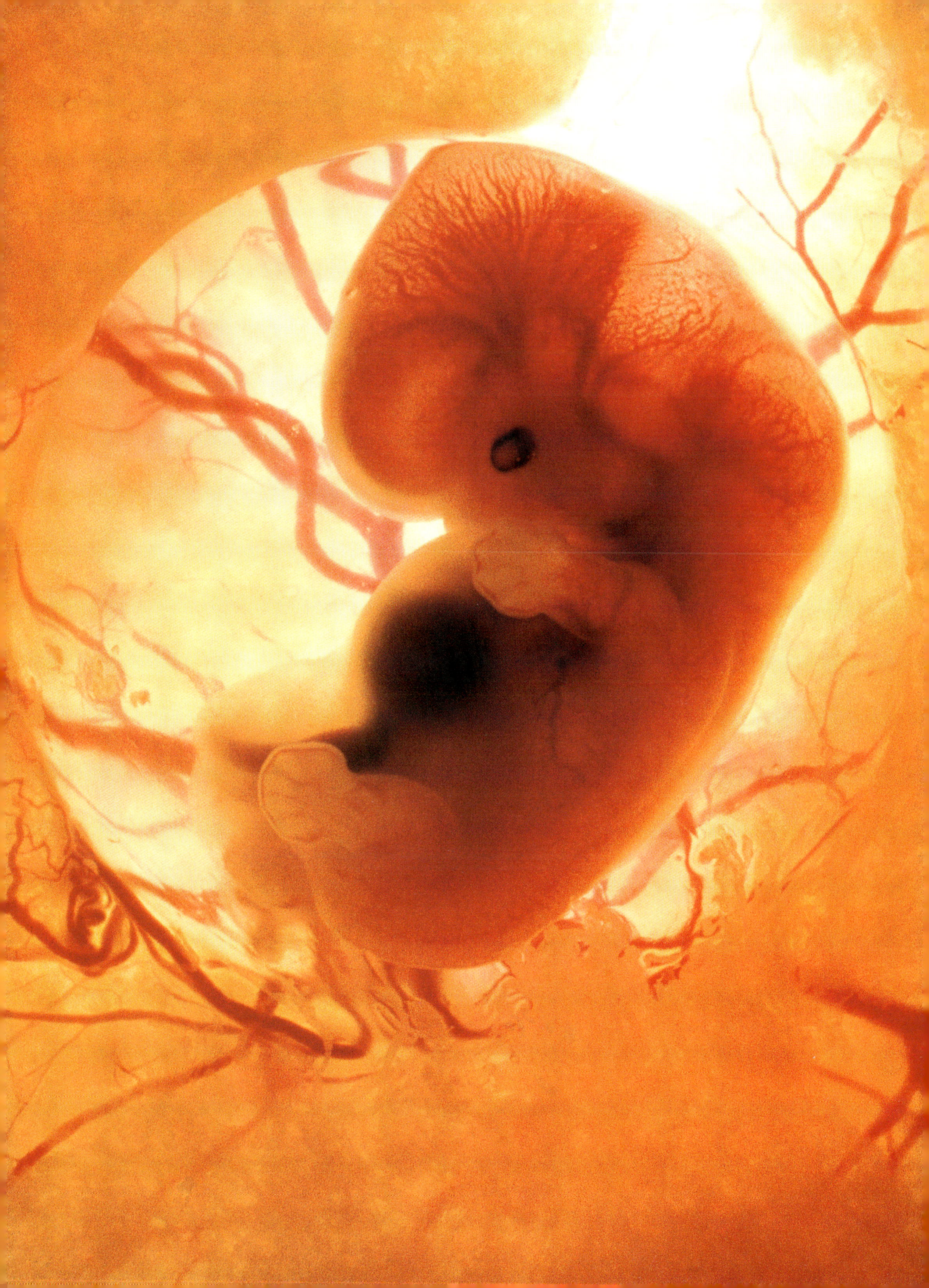

Lungen und Zwerchfell

Parallel zum Aufbau des Herz-Kreislauf-Systems beginnt der Körper nun auch, die Lungen aufzubauen. Zunächst gibt es nur einen winzigen Schlauch – er teilt sich später in Luft- und Speiseröhre auf. Daran lässt sich die Lungenknospe erkennen, die wie ein kleiner Beutel aussieht. Schnell erhält dieser »Beutel« zwei Ausbuchtungen, die Bronchien entstehen. Ab der sechsten Woche fangen die Bronchien an, sich zu verzweigen, und ungefähr in der 17. Woche sind die Lungen des Kindes fast fertig. Doch richtig zum Atmen taugen sie erst kurz vor dem errechneten Geburtstermin – Kinder, die viel früher zur Welt kommen, benötigen deshalb meist Medikamente, die die Reifung vorantreiben. Doch untätig sind die Lungen nicht: Das Ungeborene zieht Fruchtwasser hinein und »atmet« es wieder aus – so wird die Lungenmuskulatur gekräftigt, das Lungengewebe weiter aktiviert.

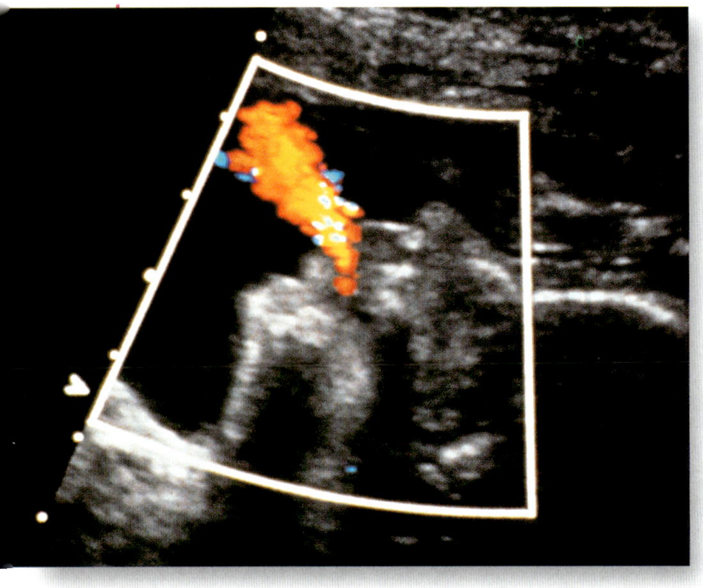

Ein faszinierender Moment, eingefangen bei einer Doppler-Sonografie-Untersuchung: Das Ungeborene »atmet« mit Druck Fruchtwasser aus, das es zuvor in die Lungen eingesogen hatte.

Für den ersten Atemzug des Babys nach der Geburt müssen die Lungen jedoch frei von Flüssigkeit sein. In diesem Zusammenhang spielen die Passage durch den engen Geburtskanal und die Wehen eine wichtige Rolle. Der Brustkorb des Kindes wird zusammengepresst, die Wehen – die ja Muskelkontraktionen der Gebärmutter sind – üben zusätzlich rhythmischen Druck aus. Beides führt dazu, dass gut ein Drittel des Fruchtwassers durch Mund und Nase ausgeschieden wird. Die restliche Flüssigkeit wird von feinen Blutgefäßen in der Lunge und im die Bronchien umgebenden Gewebe aufgenommen. Doch Geburtshelfer gehen meist auf Nummer Sicher: Um zu gewährleisten, dass Lunge, Rachen- und Nasenraum wirklich frei sind, werden eventuelle Fruchtwasserreste sofort nach der Entbindung abgesaugt.

Wenn ich bedenke, dass du in mir, von meinem Blut lebst und dies eine riesige Verantwortung für mich bedeutet! Aber gleichzeitig macht es mich auch unglaublich stolz: Ich kann dir für viele Monate Ernährerin und Heimat sein.

Ein Element des Systems ist noch erwähnenswert: das Zwerchfell. Zunächst gibt es nämlich nur einen Hohlraum im Körper des Embryos, später teilt er sich in drei Räume auf: Brust-, Bauch- und Lungenhöhle, wobei das Zwerchfell Brust- und Bauchraum voneinander trennt. Die Anlage für das Zwerchfell liegt zu Beginn ziemlich weit oben, im Kopfbereich. Langsam, während mehr und mehr Zellen hineinwachsen, sinkt es tiefer. Feine Nervenstränge bilden sich, die während des »Abstiegs« des Zwerchfells immer länger werden.

Vorbereitung auf den ersten Schrei

Das Zwerchfell bedingt aber nicht allein die Trennung zwischen Brust- und Bauchraum. Es hat später auch eine wichtige Aufgabe zu erfüllen: Es unterstützt bei der Atmung (und beim Schreien).

Nun könnte man ja einwenden: Noch atmet das Kind aber nicht, es hat doch nur Fruchtwasser in den Lungen! Das stimmt sicher. Nur ist es so, dass alle Organe, Systeme, Gliedmaßen usw. eine Trainingsphase brauchen, damit sie nach der Geburt richtig funktionieren. Und so wird auch das Zwerchfell geschult.

Nicht nur, dass es am »Atmen« von Fruchtwasser beteiligt ist – nein, das Ungeborene bekommt auch immer wieder Schluckauf (was die Mutter ab der Mitte der Schwangerschaft deutlich spürt und was häufig zu Heiterkeit Anlass gibt). Dabei zieht sich das Zwerchfell ruckartig zusammen und entspannt sich danach wieder. So wird es kräftig genug, um später seine Aufgaben zu übernehmen.

Der erste Schrei nach der Geburt zeigt schließlich deutlich, dass das Zwerchfell seine Rolle gut gelernt hat.

Erleichterung für die Eltern: der erste Schrei des Neugeborenen. Er zeigt Ihnen, dass das Kleine alle Anstrengungen gut überstanden hat.

Große Umstellung

Dieser erste Schrei bedeutet aber noch etwas anderes: In dem Moment, in dem Luft in die Lungen strömt, stellt sich der Kreislauf des Babys dramatisch um. Während der Zeit im Mutterleib waren die Lungen kaum durchblutet – sie hatten ja noch keine Aufgabe. Doch vom ersten Atemzug an bekommt das Kind den Sauerstoff aus der Luft, nicht mehr über die Plazenta – deshalb muss der Lungenkreislauf »eingeschaltet« werden. Bis sich alles eingespielt hat, verstreichen noch einige Tage, manchmal auch Wochen.

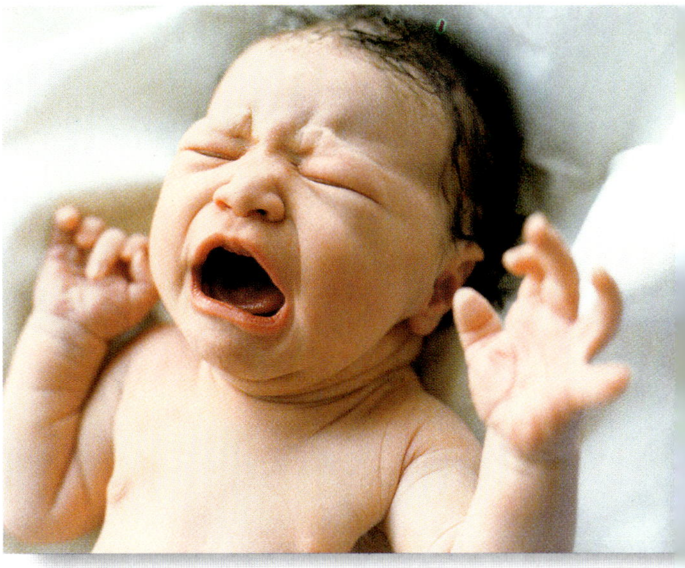

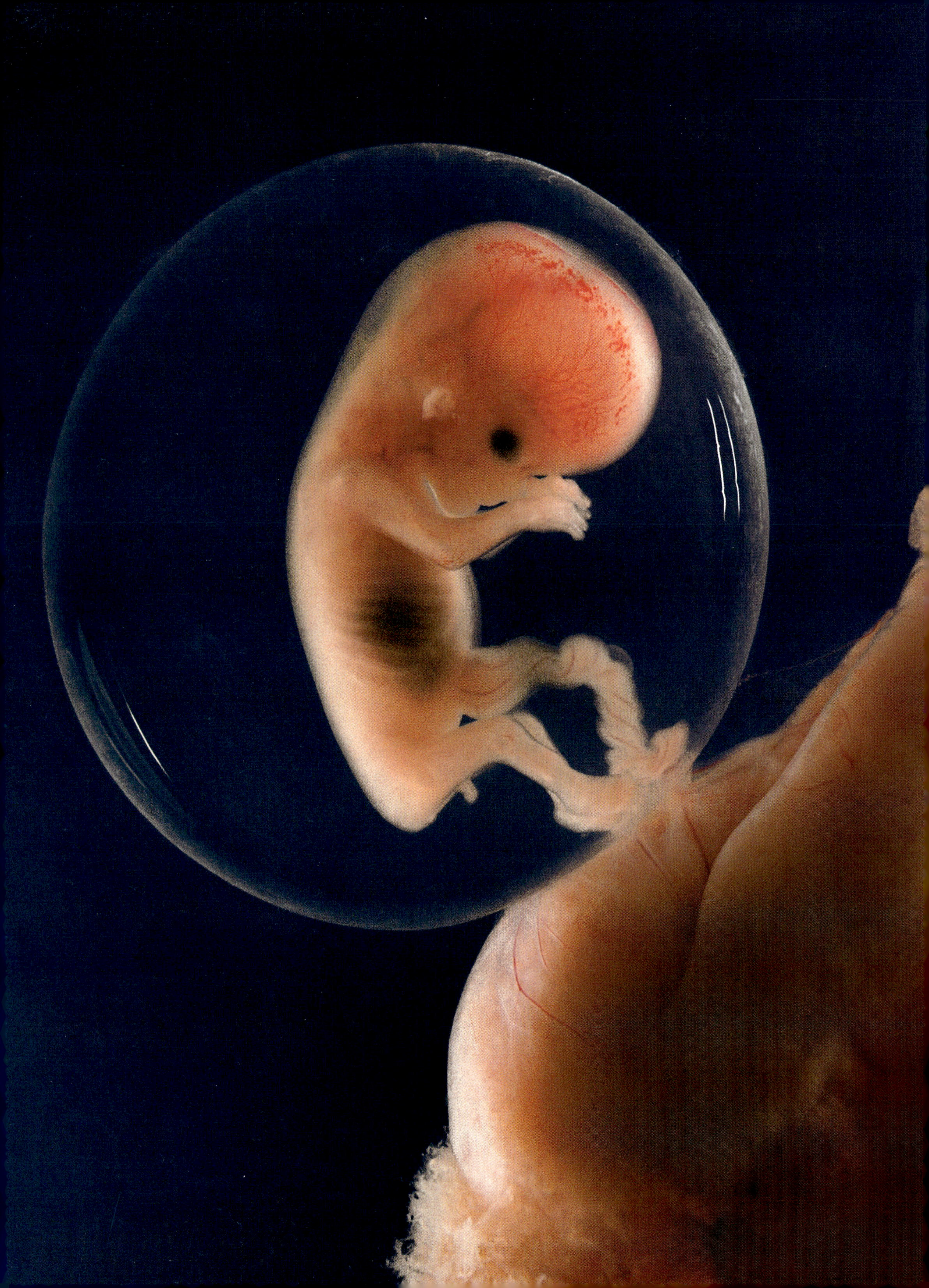

Skelett und Zähne

In den ersten zwei Wochen seines Lebens erkennt man am Embryo noch nicht, welcher Teil seines Körpers demnächst Kopf, welcher Popo werden soll, an welchen Stellen einmal die Ärmchen rudern oder die Beine strampeln werden. Das Kleine sieht bis zu diesem Zeitpunkt nämlich aus wie eine flache Scheibe und besteht erst aus zwei Keimblättern – die später jeweils wichtige Funktionen erfüllen müssen. Doch etwa um den 15. Tag herum ändert sich etwas: Es bildet sich auf der Scheibe eine schmale Ansammlung von Zellen, der so genannte Primitivstreifen. Und damit sind zum ersten Mal die Achsen des Körpers vorgegeben: Wo oben ist, wo unten, wo vorn, wo hinten, wo rechts und wo links. Jetzt kann das genetische Programm für die Entwicklung von Wirbelsäule und Brustkorb, Kopf und Gliedmaßen beginnen.

Einen Tag nach dem Erscheinen des Primitivstreifens entsteht zwischen den beiden ersten Keimblättern ein drittes. Dieses Keimblatt ist das so genannte intraembryonale Mesoderm. Seine Zellen werden bald ausschwärmen und mit dem Aufbau von Knochen, Muskeln, aber auch von Haut und Bindegewebe beginnen. Die beiden anderen Keimblätter heißen Ektoderm (Grundstock für Sinnesorgane und zentrales Nervensystem) und Entoderm (Ausgangszellen u.a. für Schleimhäute und inneren Organe).

Rechts: So sehen werdende Eltern ihr Kind um diese Zeit (ebenfalls Ende der 10. Entwicklungswoche) auf dem Ultraschallbild. Es misst von Kopf bis Po gut sechs Zentimeter.

Links: ein fertiger kleiner Mensch, offensichtlich ein Junge. Jetzt, am Ende der zehnten Entwicklungswoche, ist der Rücken bereits schön gerade, der Brustkorb komplett.

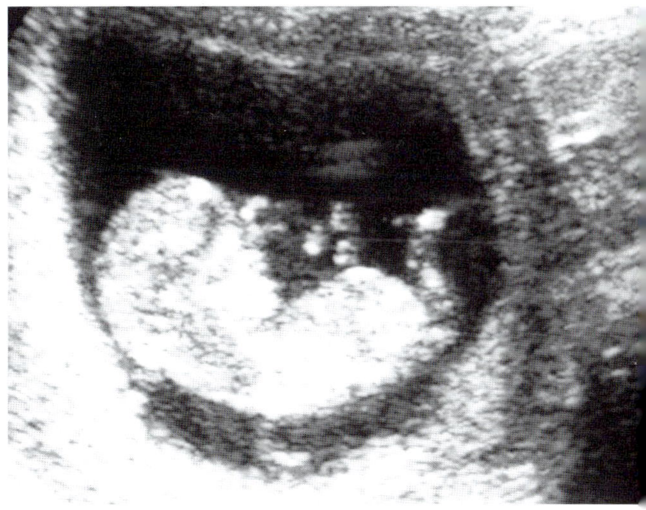

6 Zentimeter lang vom Scheitel zum Steiß

Heute hatte ich ziemliche Kreuzschmerzen. Ich wusste nicht, wie ich sitzen, stehen oder liegen sollte. Das liegt an dir, sagte der Arzt, du hast mein Bindegewebe aufgelockert. Da frage ich mich: Wie kann ein so winziges, knochenloses Etwas, wie du es jetzt noch bist, mir so zu schaffen machen?

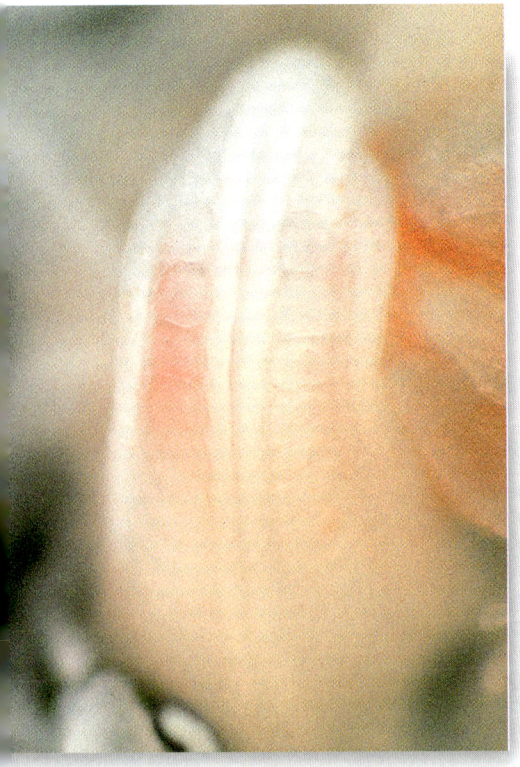

Das Alter dieses Embryos: 28 Tage. Gut lassen sich die Ursegmente (Somiten) erkennen, aus denen später Skelett, Muskulatur, Haut und Bindegewebe entstehen.

Spinatsalat mit Zitrone und Büchsenmilch – davon könnte ich jetzt leben. Erst dachte ich ja, ich hätte einfach einen Spleen. Jetzt meine ich, du diktierst mir von da drinnen, was ich essen soll.

Vom Neuralrohr zum Rückenmark

In den nächsten Tagen »streckt« sich der Embryo (wobei zunächst die Kopfregion wächst), und langsam wird erkennbar, wo später einmal die Wirbelsäule entsteht. Zunächst ist an dieser Stelle allerdings nur eine schmale, lange Vertiefung sichtbar, die Primitivrinne. Sie wird sich zum Neuralrohr und dann zum Rückenmark entwickeln. Dieses Neuralrohr ist äußerst empfindlich. So kann beispielsweise eine Unterversorgung der Mutter mit Folsäure dazu führen, dass das Rohr sich nicht schließt, ein »offener Rücken« entsteht. Dieser auch Spina bifida genannte, oft lebensbedrohliche Defekt führt dazu, dass Signale vom Gehirn beispielsweise die Beine nicht erreichen, die dann bewegungslos bleiben.

Viele Mediziner raten Schwangeren und sogar Frauen, die noch nicht schwanger sind, es aber gern werden wollen, täglich (!) Folsäurepräparate einzunehmen. Sie gehen davon aus, dass die Folsäuremengen, die über die Nahrung (das B-Vitamin kommt in Milch, Blattgemüse, Hülsenfrüchten, Kartoffeln, Hefe, Leber vor) aufgenommen werden können, nicht ausreichend sind. Wobei vom Verzehr von Leber während der Schwangerschaft wegen des hohen Vitamin-A-Gehalts und der zum Teil hohen Giftstoffkonzentration ohnehin eher abzuraten ist!

Beim Embryo erstreckt sich das Rückenmark übrigens noch über die ganze Länge der Wirbelsäule. Ist das Ungeborene dann sechs Monate alt, endet das Rückenmark vor dem ersten Steißbeinwirbel, beim Neugeborenen ist es schließlich bis zum dritten, beim Erwachsenen sogar bis zum ersten Lendenwirbel »hochgeschrumpft«. Der Grund dafür ist die Tatsache, dass das Rückenmark mit dem Wachstum der Wirbelsäule nicht Schritt hält.

Die ersten Wirbel

Rechts und links vom Neuralrohr bilden sich so genannte Somiten, auch als Ursegmente bezeichnet, von denen aus sich spezialisierte Zellen auf den Weg zur Arbeit machen. Die Somiten sehen schon fast aus wie kleine Wirbel und sorgen dafür, dass der Embryo sich ein wenig krümmt – seine Rückseite wächst jetzt schneller als seine Vorderseite. Auffällig ist in dieser Zeit übrigens, dass das Kind eindeutig einen gekrümmten Schwanz hat. (Keine Angst, er verschwindet schnell wieder). Dieses Phänomen zeigt, dass der Mensch während seiner Entwicklung im Mutterleib alle Phasen der Evolution nachvollzieht.
Nun gehen wieder Mesenchymzellen (wir kennen sie ja bereits aus dem vorangegangenen Kapitel) auf Wanderschaft: Ein Teil von ihnen beginnt, Wirbelkörper aufzubauen, der andere ist für die Bandscheiben zuständig. Bis zur sechsten Woche etwa bleibt die ganze Angelegenheit jedoch weich und biegsam – erst von da an bilden sich in den Wirbelkörpern zunächst Knorpel, dann Knochenkerne. Ganz fest werden darf die Wirbelsäule vor der Geburt aber auf keinen Fall: Die Wirbelkörper müssen schließlich noch wachsen, und auch das Rückenmark vergrößert sich um einiges. Vollständig verknöchert ist die Wirbelsäule tatsächlich erst beim Erwachsenen, wenn er ungefähr 25 Jahre alt ist!

Rückenansicht eines 30 Tage alten Embryos: Noch sind die Arme winzige Knospen, der Kopf hingegen erscheint überdimensional groß.

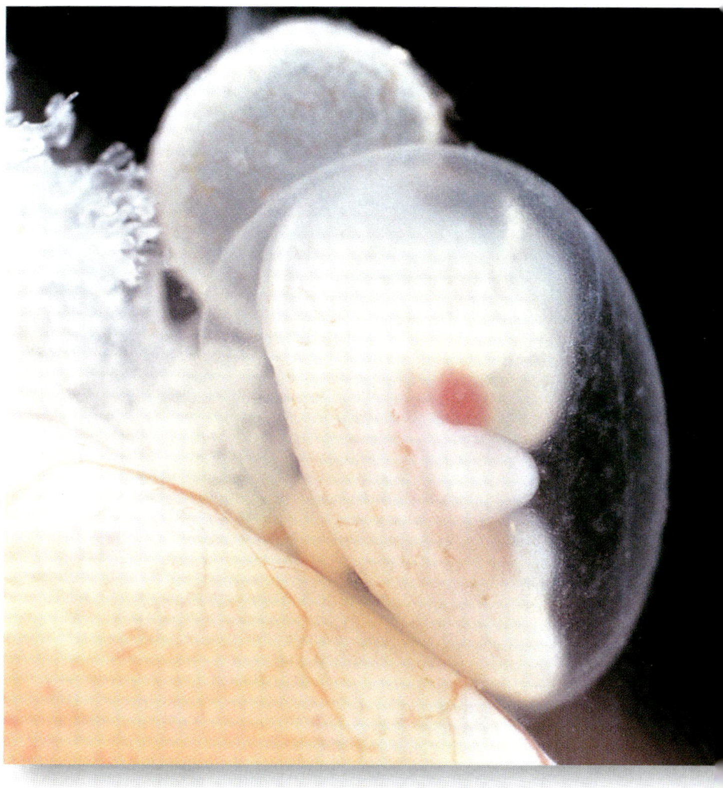

Urreflexe

Auch die Wirbelsäule und die dazugehörige Muskulatur brauchen natürlich Übung. Und deshalb ist das Baby ab Ende des zweiten Monats ständig in Bewegung. Es krümmt und streckt sich, schlägt Purzelbäume vorwärts und rückwärts, noch hat es ja genügend Platz. Die Mutter bekommt von diesen Aktivitäten zunächst nur wenig mit – in den ersten etwa 16 Wochen dämpft das Fruchtwasser eventuelle Knüffe von innen ab. Die Turnerei ist für das Baby nicht nur Zeitvertreib. Sie sorgt u. a. auch dafür, dass die Wirbelsäule elastisch bleibt, sich das Nervengeflecht gut entwickelt und die Muskeln kräftig werden. Und in ein paar Monaten soll die Wirbelsäule ja den im Verhältnis zum Körper großen und schweren Kopf heben und zuverlässig aufrecht halten können.

Wie kräftig Muskeln und Wirbelsäule eines Babys sein können, zeigt ein Reflex, über den es von der Geburt bis etwa zum sechsten Monat verfügt, der Moro-Reflex. Wird das Baby durch ein lautes Geräusch oder Erschütterung der Unterlage erschreckt oder entzieht man dem Babyköpfchen plötzlich die Stütze, breitet das Kleine die Arme aus und macht den Rücken ganz gerade, richtig steif. Dann führt es die Ärmchen wieder zusammen. Dieses Phänomen wird auch Umklammerungsreflex genannt und ist gewiss ein Relikt aus grauer Vorzeit, als die Mütter ihre Säuglinge noch am Körper trugen, auf der Suche nach Nahrung. Ein funktionierender Moro-Reflex hat damals vielleicht so manchem Kind, das herunterzufallen drohte, das Leben gerettet …

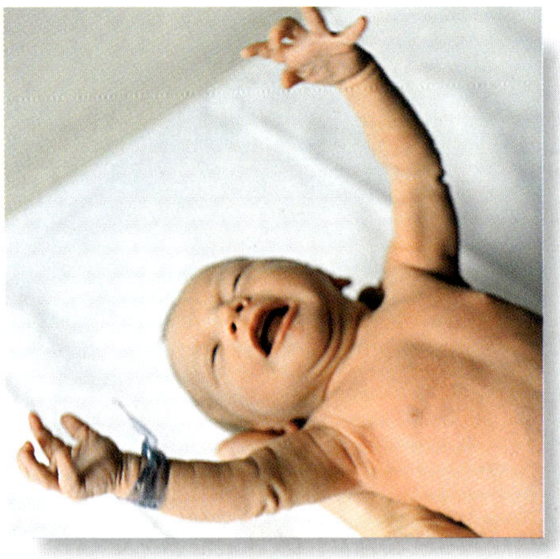

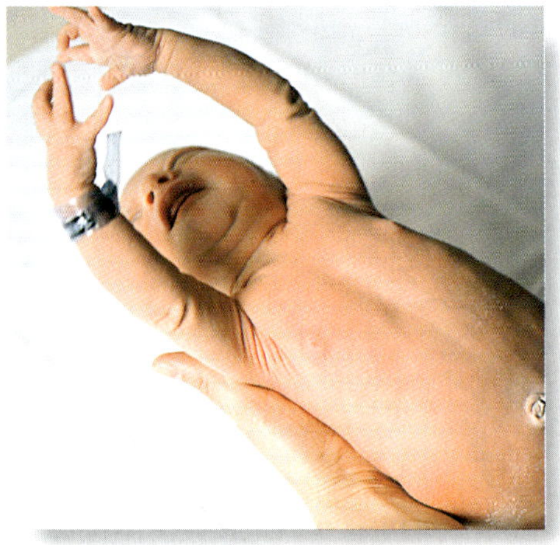

Der Moro-Reflex zeigt, was das Baby im Mutterleib geübt hat: Rücken und Arme sind kräftig und beweglich.

Doch nicht nur die Wirbelsäule ist wichtig. Von den Brustwirbeln ausgehend, entstehen um den 42. Tag herum die Rippen, die ja u. a. Schutz für Herz und Lungen bieten. Auch sie gehören wie die Wirbelsäule, der Schädel und das Brustbein zum so genannten Achsenskelett. Weil der Embryo erst ca. zehn Millimeter groß ist, sind die Rippen zunächst haarfein und zart, verknöchern erst nach und nach. Die Rippen wachsen nicht einfach an den Wirbeln fest, sondern werden zunächst durch Knorpel, später durch Gelenke mit ihnen verbunden. Vorn, wo das Brustbein entsteht, ist zunächst ein offener Raum, der sich schließt, wenn die Sternalleisten, die Vorläufer des Brustbeins, aufeinander zu wachsen und sich dann vereinigen. Dieses Verschmelzen beginnt oben, also am Schlüsselbein, und verläuft dann unten, d. h. in Richtung Bauch, weiter. Das Gewebe ist anfangs nur knorpelig, die eigentliche Verknöcherung ist noch im Gange, wenn das Kind schon auf der Welt ist.

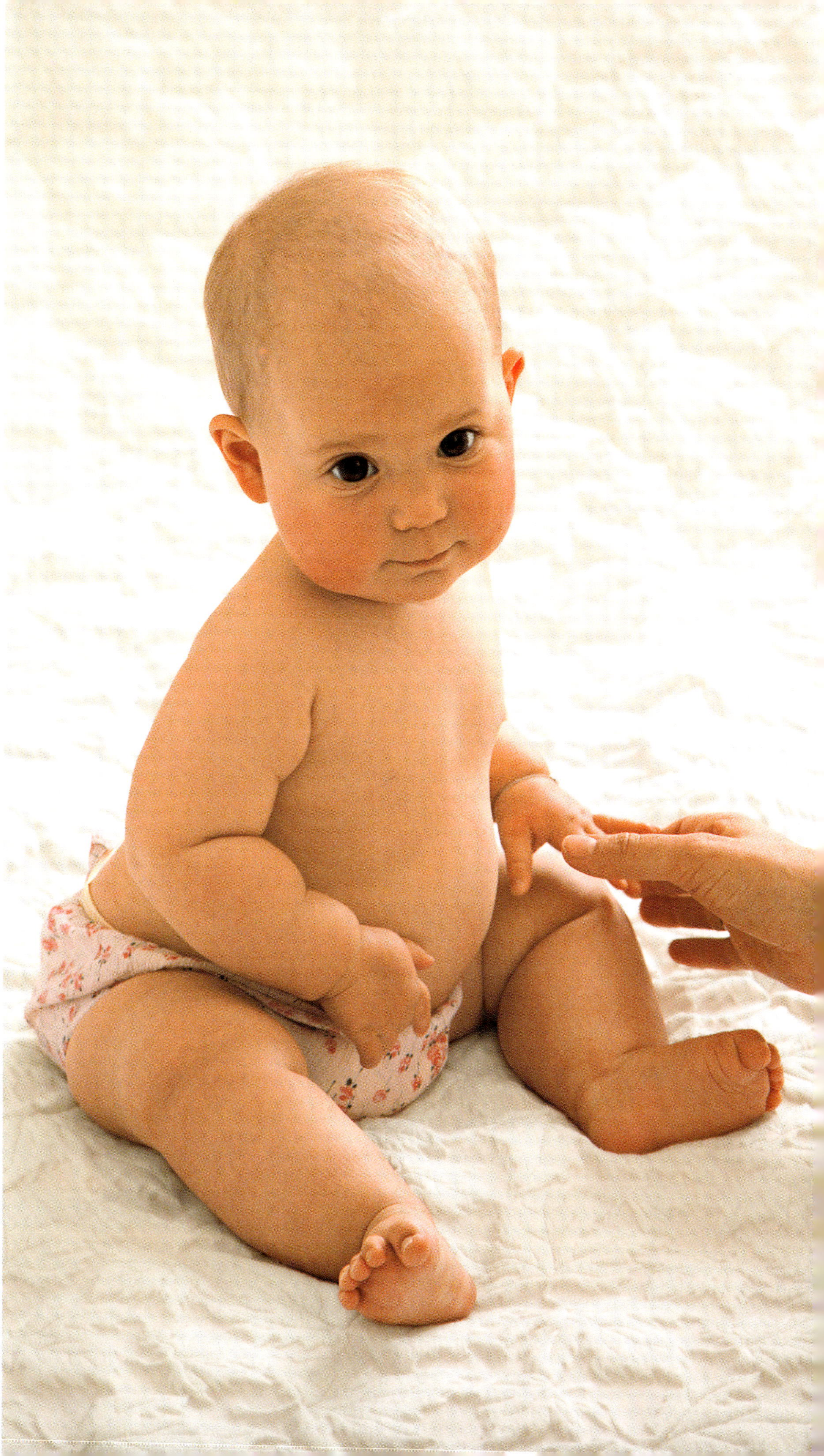

Ein großer Moment: Die Wirbelsäule des sechs Monate alten Babys ist so stark, dass es allein sitzen kann. Der Griff von Mamas Hand dient nur noch der Beruhigung.

Da ließ ich die Seifenblase platzen und ging an der Hand des Vaters hinab zur Mutter, deren Bette ich mich leise mit verhaltenem Atem nahte. Sie strich mir die Haare aus der Stirn und zeigte mir das Angesicht der Schwester, die ich mit Ehrfurcht betrachtete, weil sie so frisch aus Gottes Hand hervorgegangen. Die weiß gewiß noch, dachte ich, wie es im Himmel bei der seligen Maria aussieht.

WILHELM KÜGELGEN

Kalziumräuber Baby?

Für die Festigung der Knochen brauchen die Zellen Kalzium. Dieses Mineral holt sich das Ungeborene übrigens ab etwa der neunten Woche, wenn es nicht mehr Embryo, sondern Fötus oder Fetus heißt, verstärkt aus dem Blut der Mutter. Darauf geht die alte Redensart »Jedes Kind ein Zahn« zurück. In Wahrheit haben aber Zahnprobleme in der Schwangerschaft nichts mit Kalziummangel zu tun (denn die Zähne sind am Kalziumstoffwechsel kaum beteiligt). Vielmehr wird das Zahnfleisch lockerer und blutet leichter – eine Folge der Schwangerschaftshormone. Statt aber aus Angst vor Schmerzen die Zahnpflege zu vernachlässigen, sollte eine werdende Mutter weiterhin diszipliniert das Gebiss pflegen und alle zwei bis drei Monate vom Zahnarzt kontrollieren lassen, ob alles in Ordnung ist.

Übrigens: Schwangere, die Mengen von Süßigkeiten zu sich nehmen, schaden damit nicht nur ihren eigenen Zähnen, auch die Zahnanlagen ihres Ungeborenen nehmen diesen Zuckerkonsum übel. Werdende Mütter, die das Naschen also nicht lassen können, sollten sich überlegen, ob sie es dem Kind zuliebe nicht wenigstens einschränken können.

Die Zähne im Embryo werden nämlich auch schon sehr früh angelegt. Ab Beginn der sechsten Woche sind die Milchzähne dran: In Ober- und Unterkiefer bilden sich je zehn Zahnknospen, bald darauf startet die Produktion des Zahnschmelzes. Von der zehnten Woche an entstehen bereits die meisten der 36 bleibenden Zähne. Kommt das Baby zur Welt, liegen fast alle Zähne, erste und zweite, fix und fertig angelegt im Kiefer – und wohl alle Eltern sind entzückt, wenn das erste Schneidezähnchen endlich aufblitzt (weniger entzückt sind sie allerdings oft, wenn das Zahnen – weil schmerzhaft – mit Schreien und Weinen verbunden ist).

Zum Thema »Zahnen« hier noch eine Information für Eltern, Großeltern und andere Verwandte und Bekannte: Das erste Zähnchen ist zwar etwa ab dem sechsten Monat zu erwarten. Doch manche Kinder sind früher, manche später dran. Trotzdem wird unerklärliches Quengeln oder übertriebene Anhänglichkeit häufig aufs Zahnen geschoben. Wahrscheinlicher aber ist aktuellen Studien zufolge, dass das Baby einen Entwicklungsschub durchmacht, der es verstört. Es findet sich eine Zeit lang in seiner Welt nicht zurecht.

Garantiert besser als Zahnfleischtinktur und Veilchenwurzel (die als förderlich für das Zahnen gilt) sind dann täglich ein paar zusätzliche Kuschelminuten und viel Aufmerksamkeit. Das vermittelt dem Baby: Mama und Papa sind immer für mich da!

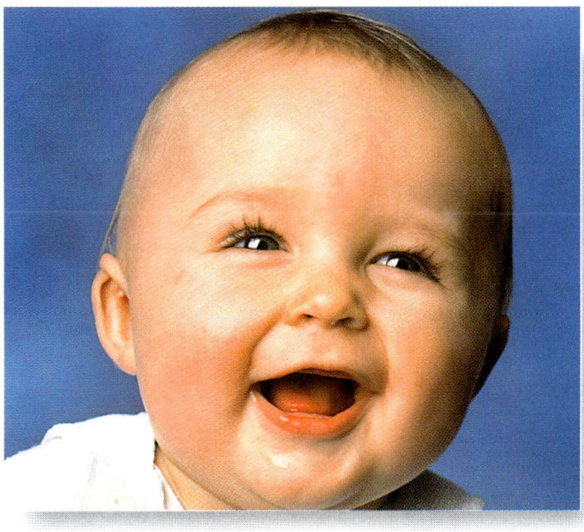

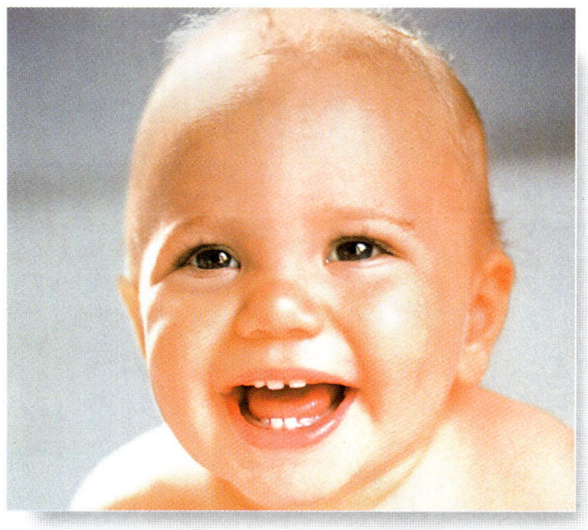

Unwiderstehlich ist das zahnlose Lächeln eines fünf Monate alten Babys. Ab etwa dem sechsten Monat können die Eltern mit dem Erscheinen des ersten Zähnchens rechnen. Gelegentlich zeigt sich dieses aber auch erst mit zehn Monaten.

Viktoria! Viktoria!
Der kleine weiße Zahn ist da.
Du, Mutter! Komm, und Groß und Klein
Im Hause! Kommt und guckt hinein
Und seht den hellen weißen Schein.

Der Zahn soll Alexander heißen!
Du liebes Kind! Gott halt ihn dir gesund
Und geb dir Zähne mehr in deinen kleinen Mund
Und immer was dafür zu beißen!

MATTHIAS CLAUDIUS

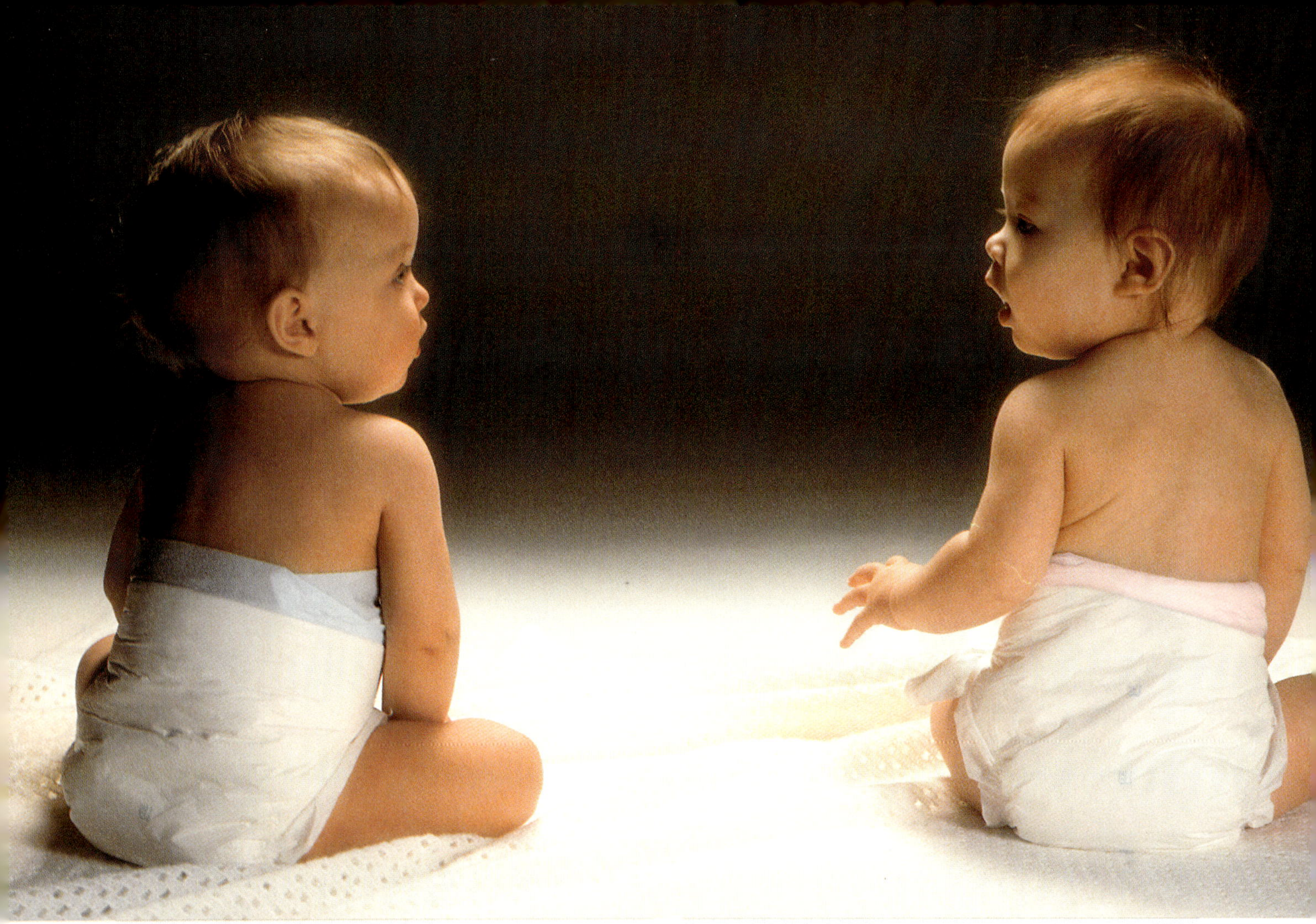

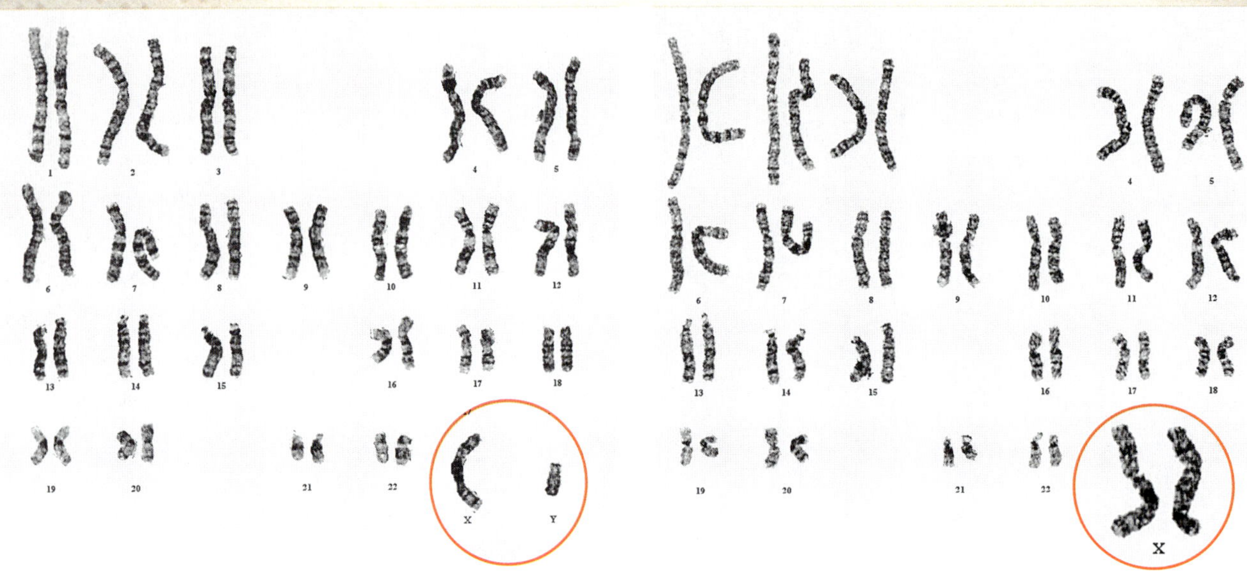

Männlich oder weiblich – das bestimmen die Chromosomen. Die Geschlechtschromosomen X und Y machen das Knuddelkind links zum Jungen; der Wonneproppen rechts ist, dank zweier X-Chromosomen, ein Mädchen.

Junge oder Mädchen?

»Wissen Sie schon, was es wird?« Diese Frage, sei sie auch noch so gut gemeint, können viele werdende Mütter und Väter irgendwann nicht mehr hören. Denn erstens wollen einige von ihnen es selbst gar nicht wissen, und andere, die es wissen, würden es gern sozusagen als Familiengeheimnis für sich behalten.

Für die, die Gewissheit haben wollen (vielleicht, um rechtzeitig einen passenden Namen finden zu können): Etwa ab der Mitte der Schwangerschaft gelingt es oft beim Ultraschall festzustellen, ob ein Mädchen oder ein Junge unterwegs ist. Irrtümer sind allerdings möglich – und manchmal »weigert« sich das Kleine einfach, sein Geschlecht preiszugeben, dreht sich so, dass man nichts sehen kann.

Bis vor ungefähr 30 Jahren (bevor es überhaupt Ultraschall und Chromosomenuntersuchungen gab) war das Geschlecht des Kindes für die Eltern eine Überraschung. Aber natürlich wurde immer wieder versucht, es vorauszusagen. »Dein Bauch ist rund, du erwartest bestimmt einen Jungen«, war so eine Prophezeiung. Andere meinten, stark behaarte Beine bei der Mutter würden auf einen Jungen hinweisen. Oder man beurteilte das Aussehen der Mutter in der Schwangerschaft: War sie strahlend schön, sollte das auf einen Jungen hindeuten, war sie wenig attraktiv, galt das als Indiz für ein Mädchen – weil eine Tochter sonst eifersüchtig auf die attraktive Mutter würde.

Gern wurde Schwangeren auch geraten, »das Richtige« zu essen: »Komm, nimm noch etwas Fleisch, damit's ein Junge wird.«

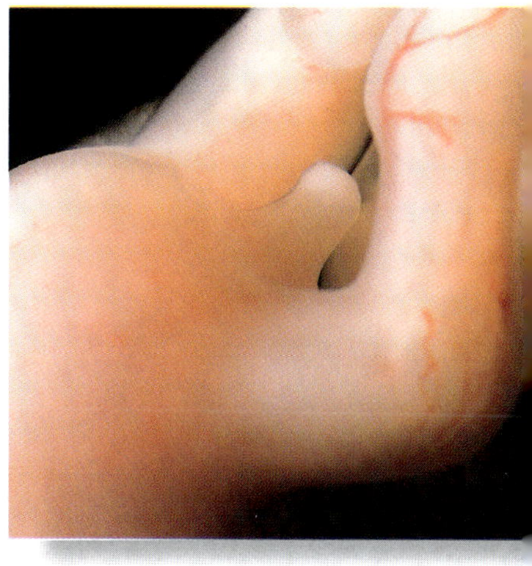

Nur keine voreiligen Schlüsse: Bis zur neunten Entwicklungswoche kann man Mädchen und Knaben äußerlich nicht voneinander unterscheiden. Erst danach entwickelt sich der Phallus entweder zur Klitoris oder zum Penis.

Wie soll ich dich eigentlich nennen, mein Kind? Ich weiß ja noch gar nicht, ob du ein Mädchen oder ein Junge bist! Ich spreche immer vom Baby, wenn ich anderen von dir erzähle, aber das sagt natürlich nicht besonders viel aus. Vielleicht frage ich die Ärztin beim nächsten Mal doch, ob sie was sehen kann – obwohl ich mich ja andererseits gern überraschen lassen würde …

All diese Vorstellungen gehören ein für alle mal ins Reich der Legenden. Wenn tatsächlich eine der »Weissagungen« eintrat, war das nämlich reiner Zufall und sonst nichts. Das genetische Geschlecht eines Menschen wird in dem Augenblick festgelegt, in dem die Samenzelle in die Eizelle eindringt. Das Ei enthält in seinem Chromosomensatz immer nur ein X-Chromosom. Eine Samenzelle aber kann ein X- oder ein Y-Chromosom mitbringen. Kommt es zu der Kombination XY, wird sich ein Junge entwickeln, bei XX ist das Baby weiblich.

Stell dir vor, mein Kleines: Deine Tante hielt ein Pendel über meinen Bauch. Und nun ist sie fest davon überzeugt, dass du ein Mädchen bist. Sie war fast beleidigt, als ich sie auslachte. Aber meine innere Stimme sagt mir, dass du ein Junge sein musst – und ich bin ja schließlich deine Mutter! Jetzt müssen wir beide uns noch ein paar Wochen gedulden, dann wissen wir, wer wirklich Recht hat.

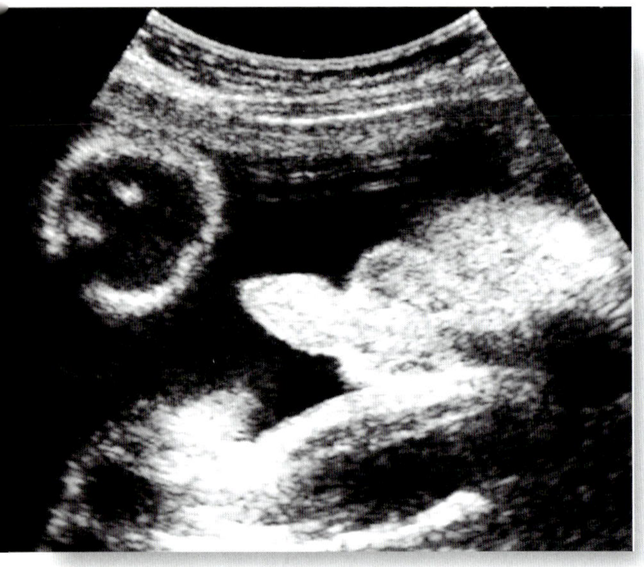

Hier gibt es für die Eltern keinen Zweifel mehr: Auf dem Ultraschallbild (im siebten Monat) ist der Junge deutlich zu erkennen.

Manchmal sind aus medizinischen Gründen gewisse Spezialuntersuchungen notwendig: Das sind die Fruchtwasseruntersuchung (Amniozentese) und die Chorion(zotten)-biopsie, bei der Zellen der sich bildenden Plazenta entnommen werden. Durch beide Verfahren erhält man Zellen des Kindes und kann den Chromosomensatz beurteilen. Die Geschlechtsbestimmung ist sozusagen nur ein Nebenprodukt.

Die Keimzellen und -drüsen, die zunächst im Körper des Embryos angelegt werden, sind bei Buben und Mädchen in den ersten sechs Wochen identisch. Bei Jungen beginnt das Gewebe unter dem Einfluss des Y-Chromosoms ab ungefähr der siebten Woche, sich zu Hoden und Samenbläschen auszubilden. Fehlt dieses Chromosom, beginnt der Körper, einen weiblichen Organismus auszubilden. Die Keimanlagen werden in Eierstöcke umgewandelt. Auch Eizellen entstehen: Ein neugeborenes Mädchen hat in seinen Eierstöcken etwa zwei Millionen davon!

Der kleine Unterschied

Die äußeren Geschlechtsmerkmale entwickeln sich allerdings recht spät – und bis etwa zur neunten Woche sind Buben und

Wer strampelt im Bettchen?
Versteck sich wie'n Dieb?
Das ist der Rumpelhumpel,
Den haben wir lieb.
Was guckt da für'n Näschen?
Ein Bübchen sitzt dran.

PAULA DEMEL

Mädchen auch äußerlich kaum voneinander zu unterscheiden. Bei beiden werden in der vierten Woche zunächst Geschlechtshöcker, Geschlechtswülste und Geschlechtsfalten sichtbar. Sehr bald wird der Geschlechtshöcker länger, er wird zum »Phallus« (das ist eigentlich eine Bezeichnung für das erigierte männliche Glied, wird von Medizinern in diesem Zusammenhang aber für beide Geschlechter benutzt). Es bilden sich zwei Körperöffnungen: der After und eine weitere, die beim Jungen später einmal zum Ausgang der Harnröhre, beim Mädchen zu Vagina und Harnröhrenausgang wird.

Beim Jungen haben jetzt die Hoden begonnen, Testosteron, ein männliches Hormon, zu bilden. Unter dessen Einfluss verlängert sich der Phallus zum Penis. Die Geschlechtsfalten wachsen mit und werden zum Vorläufer der Harnröhre, die Geschlechtswülste wachsen zusammen und bilden den Teil des Körpers, der später zwischen Hodensack und After liegt.

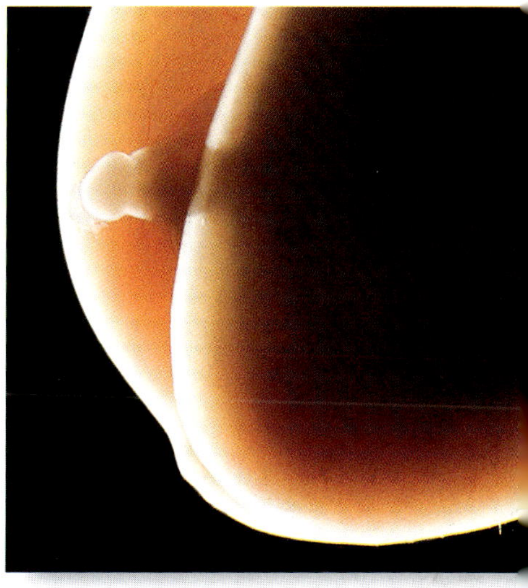

In der 15. Woche ist der Penis bereits gut entwickelt. Bis der Hodensack ausgebildet ist, dauert es noch Wochen.

Achtung tut Not

Nach und nach wächst Haut über den Penis, bis er ganz davon bedeckt ist. Ein Teil dieser Vorhaut verkümmert aber wieder, es bildet sich eine neue Vorhaut. Sie ist mit der Penisspitze verklebt – eine Verbindung, die sich oft erst im zweiten Lebensjahr löst. Deshalb sollte man nie versuchen, die Vorhaut des Kleinen zurückzuschieben. Denn das ist nicht nur sehr schmerzhaft, sondern kann auch zu Entzündungen und Infektionen führen. Eltern sollten sich auf ihren Kinderarzt verlassen. Er wird im Rahmen der Vorsorgeuntersuchungen immer wieder überprüfen, ob bei dem kleinen Jungen alles in Ordnung ist.

Der Hodensack des Buben entsteht ganz zum Schluss, und etwa in der 28. Woche wandern die Hoden hinein. Bei Frühgeborenen ist der Hodensack deshalb manchmal noch leer. Es gibt jedoch auch Jungen, die zum errechneten Termin auf die Welt kommen, bei denen aber die Hoden nach wie vor im Körper liegen. Einen solchen Fall wird der Kinderarzt genau beobachten.

Sollten sich die Hoden – oder zumindest einer von ihnen – nicht innerhalb des ersten Lebensjahrs an ihren vorgesehenen Platz begeben, muss er eingreifen. Sonst droht dem Jungen als Mann Unfruchtbarkeit. Nicht zu erschrecken brauchen Eltern übrigens, wenn der Hodensack des Neugeborenen groß und geschwollen aussieht. Das hat mit den Hormonen im Körper der Mutter (die ja zum Teil auch in das Kind gelangen) zu tun und gibt sich in kurzer Zeit.

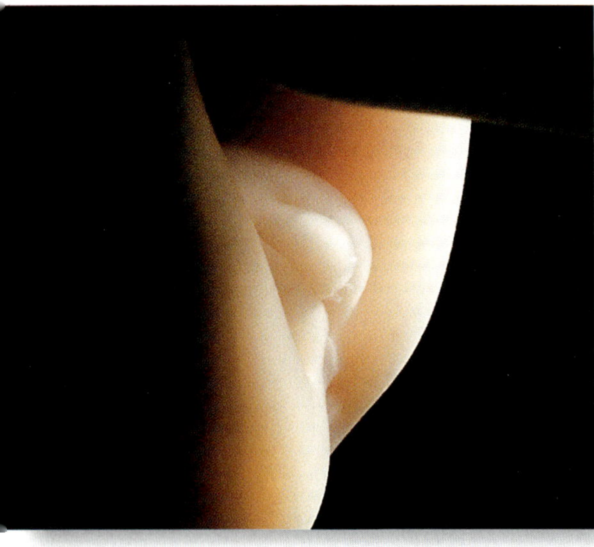

Ein Mädchen! In der 15. Entwicklungswoche wird die deutlich sichtbare Klitoris von den großen Schamlippen umschlossen.

Träume, träume, du mein süßes Leben,
Von dem Himmel, der die Blumen bringt.
Blüten schimmern da, die leben,
Von dem Lied, das deine Mutter singt.

Richard Dehmel

Nun aber zu den Mädchen: Während sich im Körper bereits Gebärmutter, Eierstöcke und Scheide bilden, entwickelt sich auch die äußere Genitalregion. Beim weiblichen Embryo, in dessen Körper das Hormon Testosteron ja nicht gebildet wird, verlangsamt sich das Wachstum des Phallus. Somit entsteht die Klitoris, die bekanntermaßen viel, viel kleiner als der Penis ist. Die Geschlechtsfalten verwachsen nicht miteinander, wie es beim Jungen der Fall ist, sondern werden zu den kleinen Schamlippen. Und die Geschlechtswülste vereinigen sich zum Damm (das ist der Körperteil zwischen After und Scheide) und zum späteren Venushügel, auf dem ab der Pubertät dann Schamhaar wächst. Außerdem bilden sie die großen Schamlippen. Zu guter Letzt entsteht der Scheidenvorhof, in den Harnröhre und Scheide münden.

Wie beim Jungen, so kann auch bei einem Mädchen gleich nach der Geburt der Genitalbereich geschwollen sein. Die Kleine steht dann noch unter dem Einfluss der mütterlichen Hormone, die auch in ihrem Blutkreislauf zirkulierten. In wenigen Tagen sehen die Schamlippen aber bestimmt ganz normal aus. Möglich ist sogar eine Blutung aus der Scheide. Sie zeigt an, dass die mütterlichen Hormone den kindlichen Kreislauf verlassen. Die Neugeborenenakne, die bei einigen Kindern auftritt, ist ebenfalls auf diese Hormone zurückzuführen. Und manchmal sondern die Brustwarzen von Mädchen und Jungen nach der Geburt die so genannte Hexenmilch ab – auch das ist hormonell bedingt.

Schauen Sie, wer da kommt!, ruft die Hebamme, meine Frau schreit Nein und presst weiter, der Arzt drückt mit den Händen den Rest des Kindes zum Bauch hinaus, und da liegt ein hellviolettes Wesen mit einem gewaltigen Hodensack und schreit. Alle sind einen Moment lang glücklich.

Franz Hohler

Sanftes Mädchen, wilder Junge?

»Gibt es das eigentlich: Typisch Junge, typisch Mädchen?« Das ist eine Frage, die (nicht nur) werdende Eltern häufig stellen. Viele schließen allein aus der Tatsache, dass das Kind im Mutterleib heftig zutritt, dass es ein Junge ist, und wundern sich, wenn ein Mädchen geboren wird. Umgekehrt wird ein »rücksichtsvolles« Ungeborenes gern als Mädchen angesehen, und die Überraschung ist groß, wenn ein Knabe das Licht der Welt erblickt. Diese Einschätzungen haben natürlich viel mit unserer Kultur, unserer Prägung und den daraus resultierenden Erwartungen zu tun. Doch selbst wenn die ersten Verhaltensweisen zum Geschlecht des Babys passen, lassen sie nur selten Schlüsse auf den späteren Charakter des Nachwuchses zu. Es gibt temperamentvolle Kinder, die sich im Bauch kaum bemerkbar machten, und stille, die man während der Schwangerschaft zum »Boxchampion« hätte ernennen können.

Manche Eltern versuchen, Jungen sanfte Eigenschaften anzuerziehen und Mädchen robust zu machen. Um den fünften Geburtstag herum werden viele feststellen, dass alle Mühe umsonst war: Buben kämpfen, Mädchen bauen kuschelige Nestchen. Das hat viel mit Entwicklungsprogrammen, die nun einmal ablaufen wie die Entwicklung des Ungeborenen, zu tun. Zur Beruhigung: Die Rüpel-/Rüschchenphase ist eine Übergangszeit. Wie sich das Kind letztendlich entwickelt, welche Eigenschaften dominant sein werden, zeigt sich mit den Jahren. Wobei Studien erwiesen haben, dass der Einfluss der Eltern geringer ist, als sie denken oder hoffen …

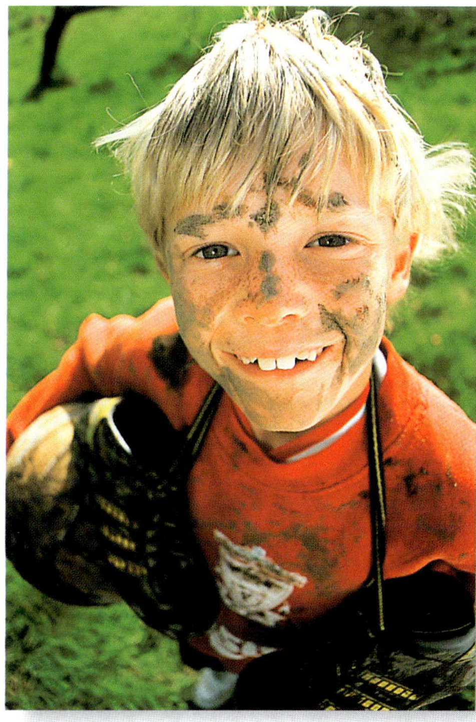

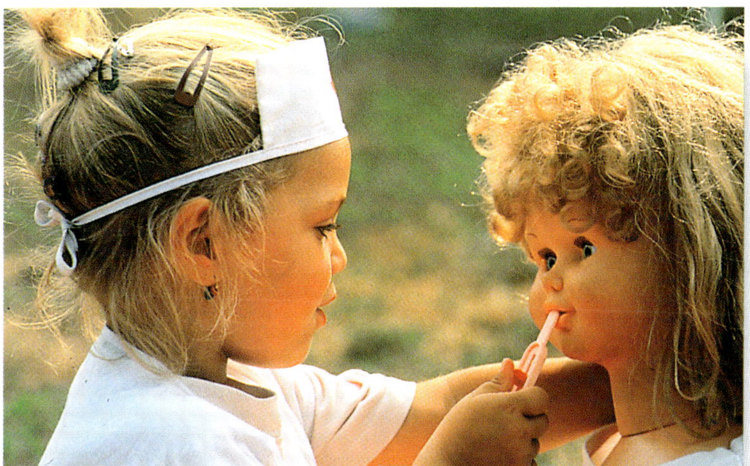

Ob es den Eltern recht ist oder nicht: Ab dem sechsten Lebensjahr etwa zeigt sich typisches (manchmal geradezu übertriebenes) Rollenverhalten. Eine notwendige Entwicklungsphase, die vorübergeht.

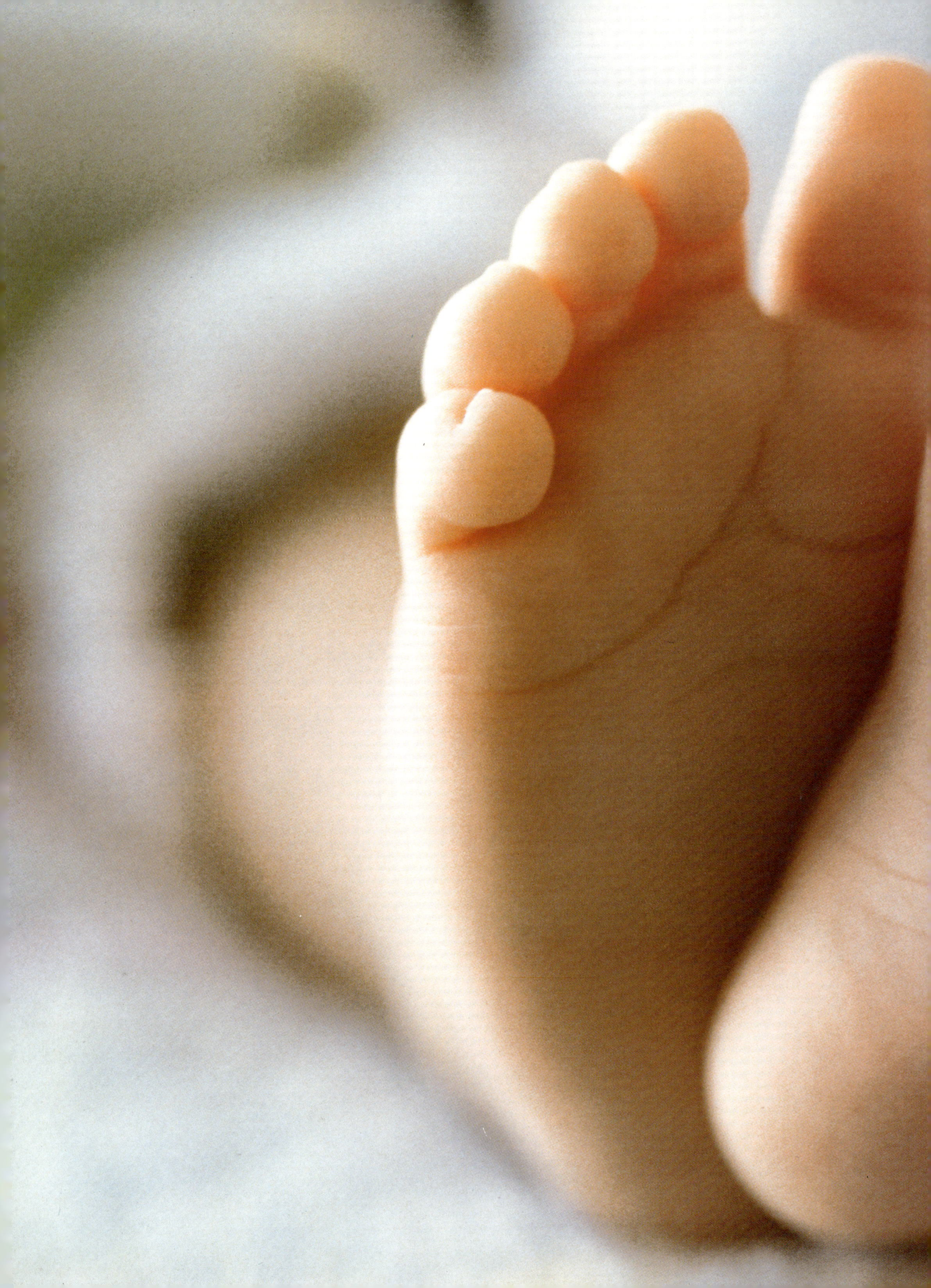

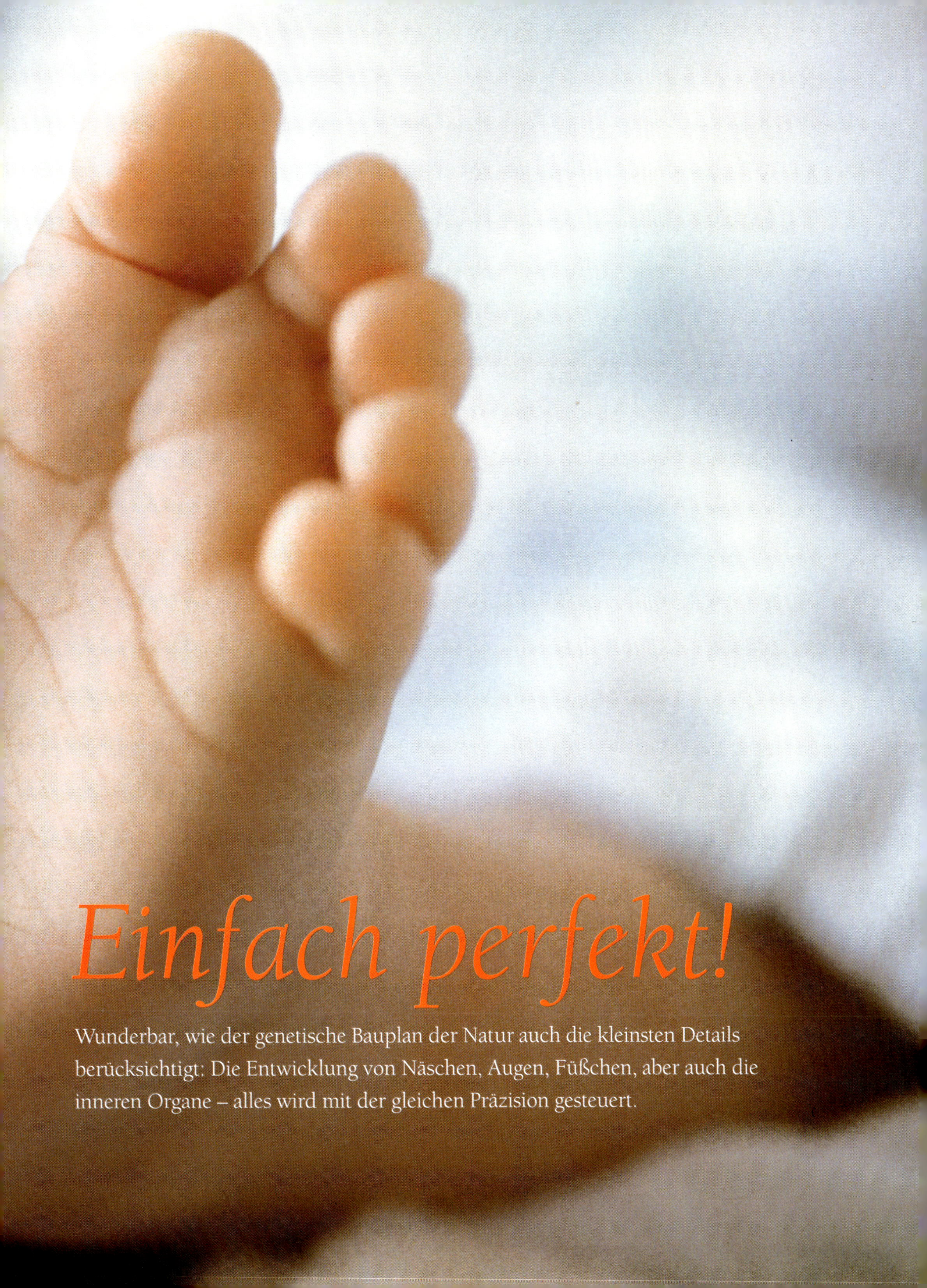

Einfach perfekt!

Wunderbar, wie der genetische Bauplan der Natur auch die kleinsten Details berücksichtigt: Die Entwicklung von Näschen, Augen, Füßchen, aber auch die inneren Organe – alles wird mit der gleichen Präzision gesteuert.

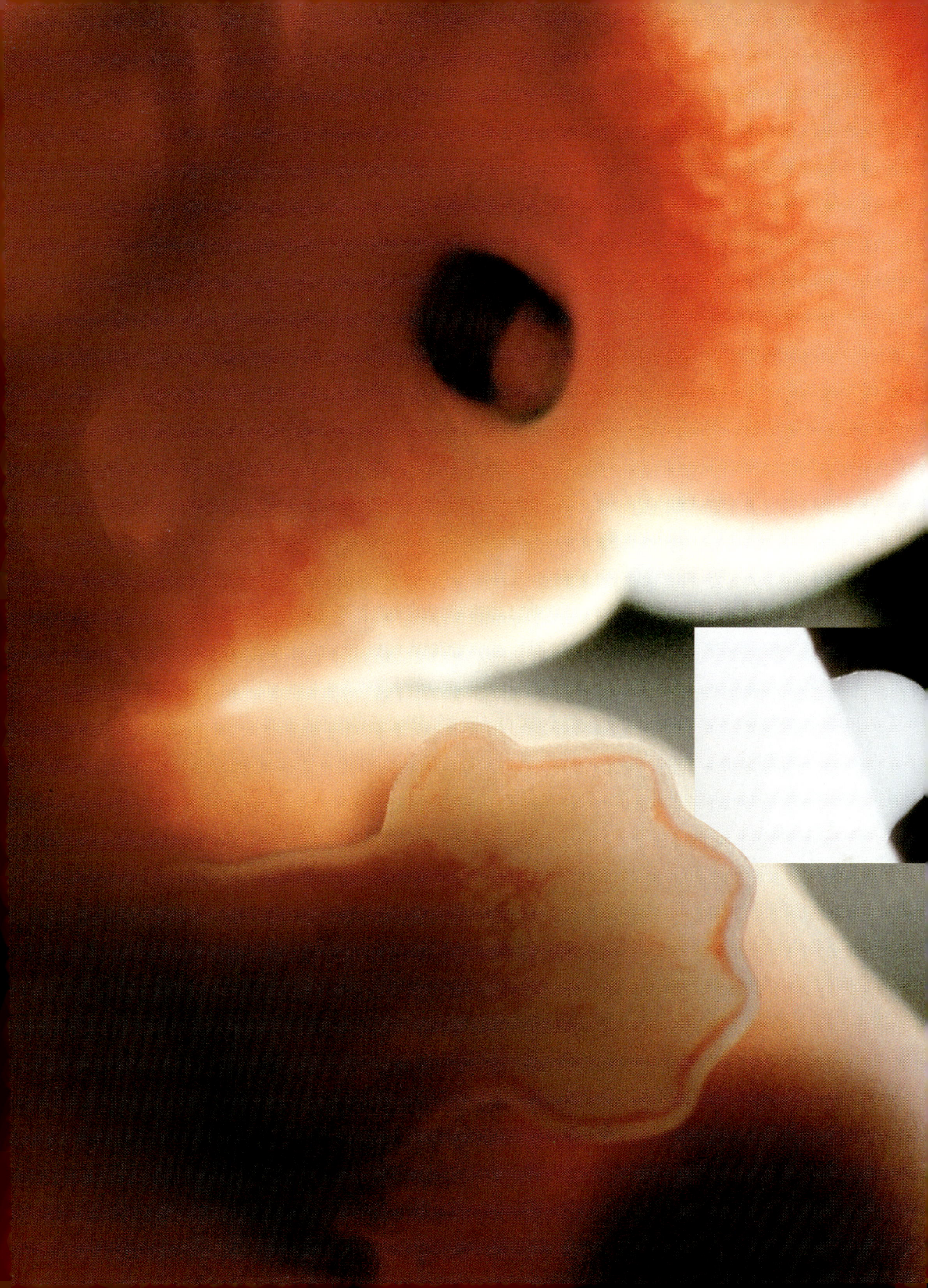

Händchen und Füßchen

Auch wenn es so aussieht: Am 42. Tag seiner Entwicklung weiß das Ungeborene noch nicht, dass das, was es anschaut, seine Hand ist.

Patschehändchen, Zappelfüßchen: Wohl jeder, der sich mit einem Baby beschäftigt, ist begeistert von den winzigen Fingern, den perlengleichen Zehen. So zart, so perfekt – und auch schon ganz schön kräftig.

Bis zur vierten Woche ist der Embryo noch völlig ohne Gliedmaßen. Er besteht nur aus Kopf, Rumpf und Schwanz. Und dann, auf einmal, um den 26. Tag herum, tauchen seitlich am Rumpf mikroskopisch kleine »Beulen«, die Armknospen, auf – nun, der Embryo selbst ist ja auch erst gerade mal drei bis fünf Millimeter groß.

Etwa zwei Tage später zeigen sich dann auch die Beinknospen. Hier kündigt sich übrigens ein »Entwicklungsmuster« an, das noch einige Zeit nach der Geburt Gültigkeit hat: Die Arme sind in ihrer Entwicklung den Beinen immer ein wenig voraus. So kann ein Kind z. B. gleich nach der Geburt greifen. Aber bis es laufen kann, dauert es noch gut ein Jahr.

Die Entwicklung der Arme und Hände (und auch die der Beine und Füße, mit zeitlicher Verzögerung) geht in rasantem Tempo voran. Schon

Von links nach rechts: Am 28. Tag zeigt sich die winzige Armknospe – der Embryo ist zu diesem Zeitpunkt etwa reiskorngroß.

Tag 42: Die Fingerstrahlen sind erkennbar, auch das Ärmchen ist gewachsen und in der späteren Ellenbeugenregion leicht angewinkelt.

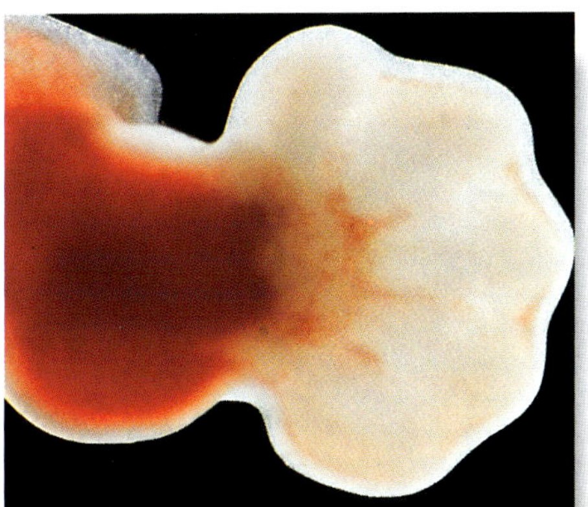

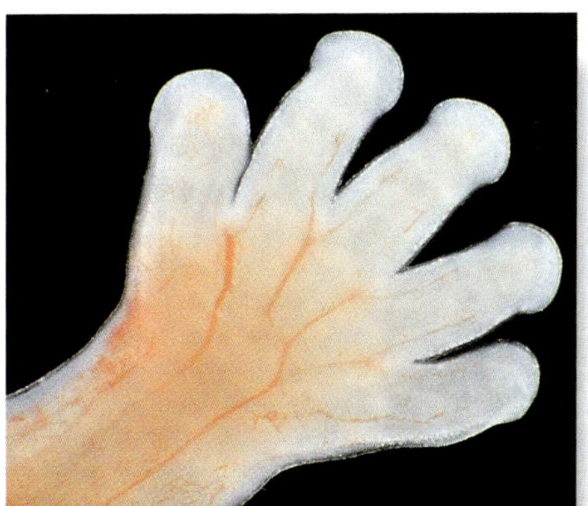

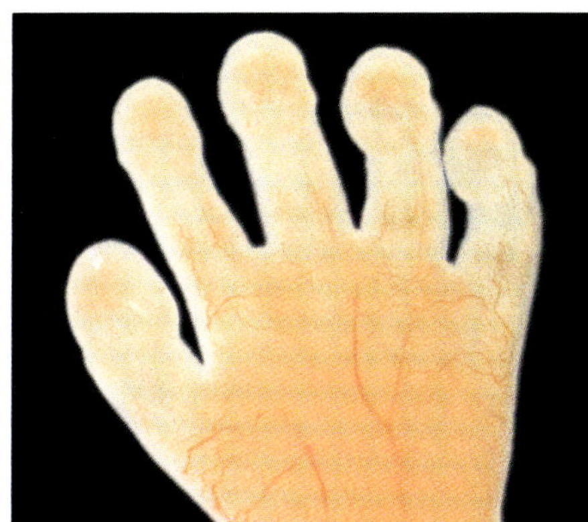

Sind so kleine Hände, winz'ge Finger dran.
Darf man nie drauf schlagen, die zerbrechen dann.
Sind so kleine Füße, mit so kleinen Zeh'n.
Darf man nie drauftreten, könn' sie sonst nicht gehn.

Bettina Wegner

Elf Tage später: Finger und Fingerkuppen sind entstanden, die Fingernägel fehlen noch.

Nun ist das Händchen komplett: Am 70. Tag sind die Nägel da, die Proportionen stimmen.

nach zwei Tagen wird aus den kleinen Erhebungen etwas Ähnliches wie Flossen, kurz darauf ist der Umriss der Hände erkennbar.
Jetzt sind mal wieder Mesenchymzellen aufgerufen, an die Arbeit zu gehen. Sie wandern in die Handplatten, sammeln sich dort am 41. Tag und gruppieren sich zu jeweils fünf Fingerstrahlen – das sind die Anlagen für Daumen und Finger. Etwa zwei Tage später finden sich an den Zehen auch die Zehenstrahlen. Wie hauchfeine Markierungen sehen die Strahlen aus, wobei der jeweilige Umriss von Hand und Fuß zunächst rund bleibt.
Doch auch das ändert sich bald. Eine knappe Woche später erkennt man deutlich Furchen zwischen den Finger- und Zehenstrahlen, und am Rand der »Paddel« machen sich die Finger- bzw. die Zehenspitzen bemerkbar.
Außerdem wachsen nun die Ärmchen: Kurz und kaum beweglich sind sie noch und halten die sich entwickelnden Hände so, dass die »Handflächen« starr zum Körper zeigen. Ungefähr am 50. Tag lässt sich etwas Merkwürdiges beobachten: Dort, wo vorher die Furchen waren, haben sich Häute gebildet – die Händchen sehen aus wie Enten- oder Gänseflossen. Zwei Tage später geschieht an den Füßchen mit den Zehen genau dasselbe. Zwei, bei den Füßen vier Tage später sind diese »Schwimmhäute« wieder verschwun-

Alle meine Fingerlein
wollen heute Tiere sein,
und der Daumen ist das Schwein,
dick und rund, so soll es sein.
Zeigefinger ist die braune Kuh,
die macht immer muh, muh, muh.

Mittelfinger ist das stolze Pferd,
wird vom Reiter hoch verehrt.
Ringfinger ist der Ziegenbock
mit dem langen Zottelrock.
Und das kleine Fingerlein
soll ein braves Lämmlein sein.

Alle Tiere laufen im Galopp,
laufen immer hopp, hopp, hopp,
laufen in den Stall hinein,
denn es wird bald dunkel sein.

KINDERREIM

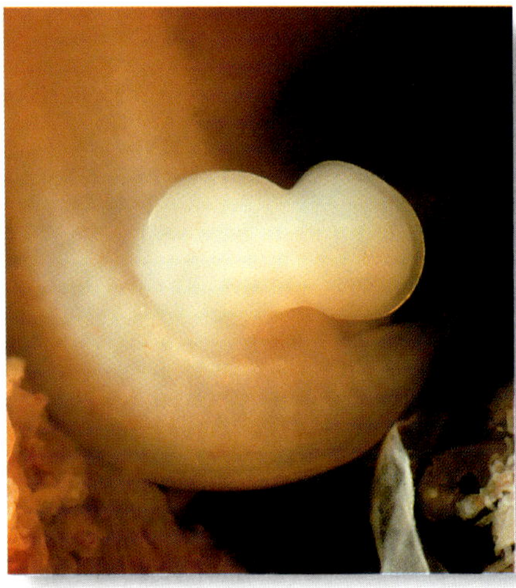

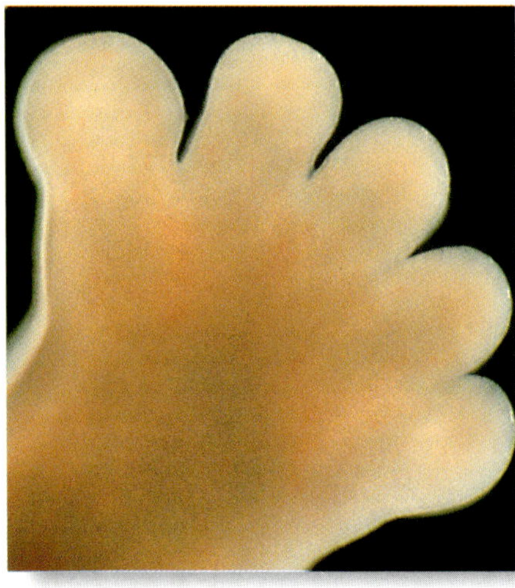

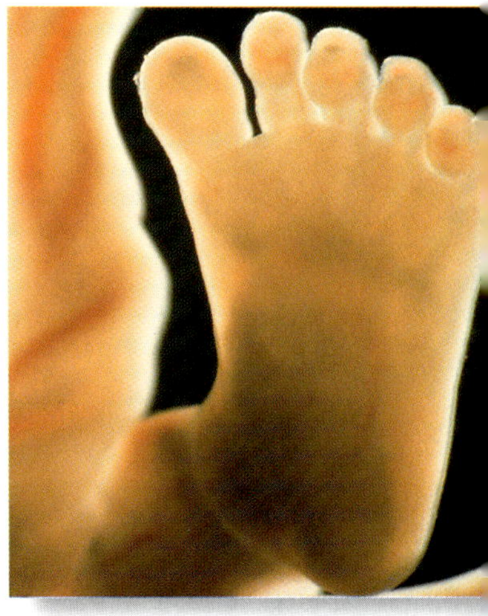

Von links nach rechts:
Am 42. Tag ist das Füßchen bereits angedeutet – die Zehenstrahlen lassen aber noch ein paar Tage auf sich warten.

53. Tag: Deutlich sind jetzt Details zu sehen. Unverkennbar ist der große Zeh.

Perfekt: der Fuß eines 70 Tage alten Embryos.

Heute hast du mich ordentlich getreten, mein kleiner Rebell. Mir ist fast der Tee wieder hochgekommen. Kaum zu glauben, dass du schon so viel Kraft hast! Oder war es vielleicht kein Tritt, sondern ein Signal? Möchtest du mir mit deinem Strampeln etwas sagen?

den, und deutlich sind Finger und Zehen zu erkennen. Auch dieses Phänomen ist ein deutliches Indiz dafür, dass der Mensch von der Zeugung bis zur Geburt tatsächlich alle Phasen der Evolution, der Entwicklung vom Einzeller zum Wirbeltier, nachvollzieht.

Erstaunlich ist aber auch, dass so etwas wie diese »Schwimmhäute« entsteht, nur um kurz darauf wieder abzusterben. Möglicherweise ist es im Fall der Hände und der Füße so, dass diese Zwischenhäute den Fingern bzw. den Zehen helfen, sich getrennt voneinander zu entwickeln. Sobald genug Hautgewebe vorhanden ist, die Finger also nicht mehr zusammenwachsen können, wären danach die Zwischenhäute überflüssig und dürfen abgestoßen werden. Auch bei anderen Entwicklungsprozessen gibt es diese Erscheinung: Zellen entstehen und sterben dann wieder ab, um Platz für andere, bleibende zu machen oder weil sie ihre nur vorübergehende Aufgabe voll und ganz erfüllt haben. Wird diese Entwicklung jedoch gestört, können solche Zwischenstadien auch bestehen bleiben.

Um den 51. Tag herum haben sich auch die Ärmchen deutlich weiterentwickelt. Die Ellenbeuge ist erkennbar, und die typische Haltung des Embryos ist nun folgende: angewinkelte Arme, Hände auf der Brust – und die Füße liegen mit den Fußsohlen zueinander, (wie zwei betende Hände). Wobei Ultraschalluntersuchungen zeigen, dass das Kleine zwischendurch immer mal wieder mit seinen Händchen fuchtelt, etwas später auch mit seinen Beinchen beginnt, das Strampeln zu üben.

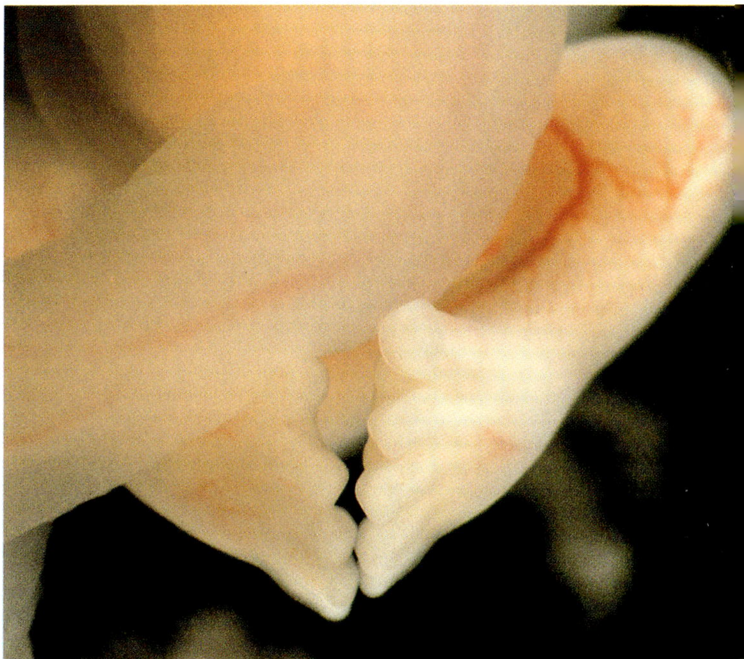

Erstaunlich: In der neunten Woche hält das Ungeborene die Beinchen gebeugt, die Fußsohlen berühren einander fast.

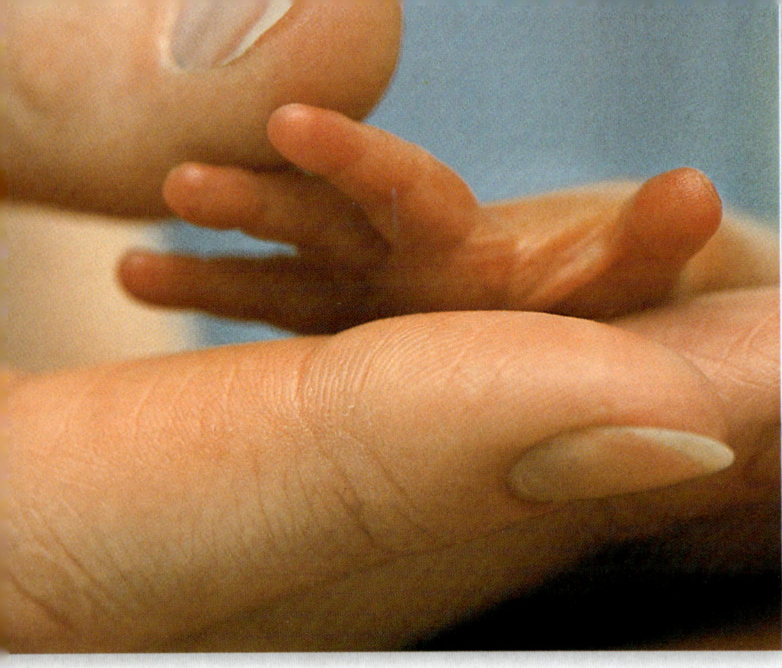

Die zarte Hand eines Frühgeborenen, das im siebten Monat zur Welt kam: Die Fingerchen sind sehr dünn, die Handflächen nicht gepolstert. Und die Haut ist kräftig rötlich – noch fehlt das Unterhaut-Fettgewebe, das die Konturen rundlich, die Hautfarbe rosig macht.

Inzwischen sind in die Arme und Beine, in die Finger und Zehen Zellen »marschiert«, die Knochenmaterial produzieren, also für Festigkeit sorgen. Dieses Knochenmaterial ist anfangs noch weich wie Knorpel, doch schon um die zehnte Woche herum beginnt die Einlagerung von Kalzium.

Da das Kind ja noch jahrelang wachsen muss, hat die Natur bei den langen Röhrenknochen in den Armen und Beinen Wachstumszonen, die so genannten Epiphysenfugen, vorgesehen. Hier bildet sich nach und nach neues Knochenmaterial – erst wenn dieser Prozess vorbei ist, ist das Wachstum abgeschlossen, spätestens mit 18 Lebensjahren.

Erste Geschicklichkeit

Auch die Gelenke bilden sich nun aus, die beweglichen Verbindungen zwischen einzelnen Knochen. Die Knochenenden, die dabei aufeinander treffen, sind durch Gelenkschmiere geschützt und von einer Gelenkkapsel umhüllt.

Nach ihrer Beweglichkeit werden die Gelenke unterschiedlich benannt. So ist das Schultergelenk ein Kugelgelenk – es ermöglicht Drehungen in alle Richtungen. Ein Scharniergelenk, wie z. B. im Knie, lässt keine Drehungen, sondern nur Vorwärts- und Rückwärtsbewegungen zu. Ein Hüftgelenk ist etwas ganz Besonderes: Es erlaubt Bewegungen in tatsächlich fast alle Richtungen.

Klein ist, mein Kind, dein erster Schritt,
Klein wird dein letzter sein.
Den ersten gehen Vater und Mutter mit,
Den letzten gehst du allein.

ALBRECHT GOES

Die Entwicklung der Nägel lässt noch etwas auf sich warten. Erst in der zehnten Woche beginnt beim Fötus die Bildung der Fingernägel, sie ist etwa in der 24. Woche abgeschlossen. In der 18. Woche startet dann die Ausformung der Fußnägel, die etwa in der 30. Woche beendet ist. Bis die kleinen Nägel bis zu den Finger- bzw. Zehenkuppen gewachsen sind, dauert es allerdings jeweils noch etwa sechs Wochen.

Die Geschicklichkeit der Hände des Ungeborenen ist beachtlich. Sie greifen zur Nabelschnur, betasten das Gesicht, fassen auch mal in die Eihäute, einen Moment lang bilden die Fingerchen eine Faust, gleich darauf werden sie wieder gestreckt. Und im passenden Augenblick wandert der Daumen in den Mund – was nicht nur der Kurzweil dient, sondern auch den Saugreflex trainiert. Schließlich muss das Baby gleich nach der Geburt wissen, wie man Milch aus Mamas Brust herausbekommt. Die Beinchen zappeln, werden gestreckt, gebeugt, übereinander geschlagen, die Zehen spreizen und krümmen sich, und manchmal sieht es auf dem Ultraschallmonitor so aus, als würde das Baby Wasser treten.

Hurra, zum ersten Mal:
Mutter, der Peter,
Hurra, da steht er!

Hält sich am Röckchen,
Hält sich am Stöckchen,
Grade wie'n Licht,
Fürchtet sich nicht.

Hurra, zum ersten Mal:
Mutter, der Peter,
Hurra, da geht er!
Guck, ganz alleinechen
Setzt er die Beinechen,
Aua, Geschrei –
Bautz – vorbei.

PAULA DEHMEL

Gelernt ist gelernt

All dies dient dazu, die Muskulatur zu stärken, die Gelenke beweglich zu halten, die Nervenleitungen aufzubauen und das Zusammenspiel der Nervenzellen zu verfeinern. Wer erlebt, wie kräftig ein Baby strampelt, merkt, dass das »Trainingsprogramm« Erfolg gehabt hat. Außerdem zeigen Reflexe des Neugeborenen, die bald nach der Geburt wieder verschwinden, was das Kleine im Fruchtwasser geübt hat.

Da gibt es beispielsweise den Schreitreflex: Hält man den Säugling so, dass ein Fuß eine Unterlage berührt, beginnt er sofort, die Beine so zu bewegen, als wolle er losmarschieren. Und gibt man ihm eine Stufe als »Hindernis«, macht der kleine Mensch (natürlich gut gehalten von Mutter oder Kinderarzt) Anstalten, hinauf zu steigen – das ist der Treppenreflex.

Unglaublich: Obwohl das Baby noch nicht selbst stehen kann, macht es reflexartige Schreitbewegungen, wenn seine Füßchen eine feste Unterlage berühren.

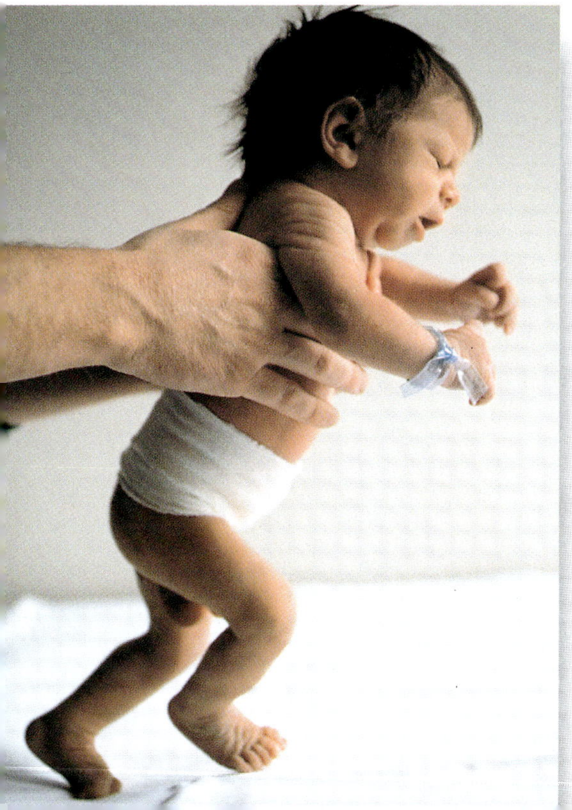

Wie alle Prozesse in der Entwicklung des Embryos, so ist auch die Entstehung der Arme und Beine störungsanfällig. Gase, Gifte sowie der Konsum von Medikamenten, Drogen, Alkohol und Tabak können möglicherweise den genetischen Bauplan durcheinander bringen. Ein bekanntes Beispiel ist die Substanz Thalidomid (ein Schlafmittel), die in den Sechzigern dazu führte, dass Kinder mit Stummelarmen und -beinen auf die Welt kamen.

Schlummre sanft! Noch an dem Mutterherzen,
Fühlst du nicht des Lebens Qual und Lust;
Deine Träume kennen keine Schmerzen,
Deine Welt ist deiner Mutter Brust.
Ach! Wie süß träumt man die frühen Stunden,
Wo man von der Mutter lebt …

THEODOR KÖRNER

Schwangere Frauen und Ärzte wussten damals einfach noch nicht, dass Arzneien solch unvorstellbar furchtbare Wirkungen haben können.

Vorsicht und Instinkt

Heutzutage wissen werdende Mütter, dass es gefährlich sein kann, Medikamente auf eigene Faust einzunehmen. Und Ärzte wissen heute ebenfalls mehr über die keimschädigende Wirkung von Arzneien als in den Sechzigern. Doch auch falls die Schwangere vernünftig ist und möglicherweise ohnehin keine Lust mehr auf Zigaretten, Kaffee, Bier oder Wein hat – vielen wird ganz einfach schlecht von deren Geschmack oder Geruch – wäre es schön, wenn auch die Menschen in ihrer Umgebung berücksichtigen würden, dass um eine werdende Mutter herum ein gesundes Klima herrschen sollte.

Übrigens wird von Medizinern angenommen, dass die morgendliche Übelkeit, die so manche Schwangere in den ersten drei Monaten befällt, und die Schärfung des Geruchssinns Überbleibsel aus uralten Zeiten sind. Als Frauen noch Kräuter, Früchte, Pilze sammelten, probierten sie natürlich das eine oder andere, um festzustellen, ob sie es ihrer Familie mitbringen konnten. Doch was für Erwachsene noch gut genug ist, kann für ein Ungeborenes schon schädlich sein. Also waren Geschmacksknospen und Nase einer Schwangeren besonders empfindlich – damit sie ja nichts zu sich nahm, was für das Baby Gefahr bedeuten könnte. Dieses Verhalten lief (und läuft), weil es genetisch verankert ist, unbewusst ab.

Guten Morgen, ihr Füßchen,
wie heißt ihr denn?
Ich heiße Hampel,
und ich heiße Strampel,
ich bin das Füßchen Übermut,
und ich bin das Füßchen Tunichtgut.
Übermut und Tunichtgut
gehen auf die Reise, patsch!
Durch alle Sümpfe,
nass sind Schuh' und Strümpfe.
Guckt die Rute um das Eck,
laufen sie alle beide weg.

KINDERREIM

In der elften Entwicklungswoche sind Knochen, Gelenke und Muskulatur vorhanden. Im Ultraschall sieht man das Kind bereits kräftig strampeln und im Fruchtwasser herumturnen.

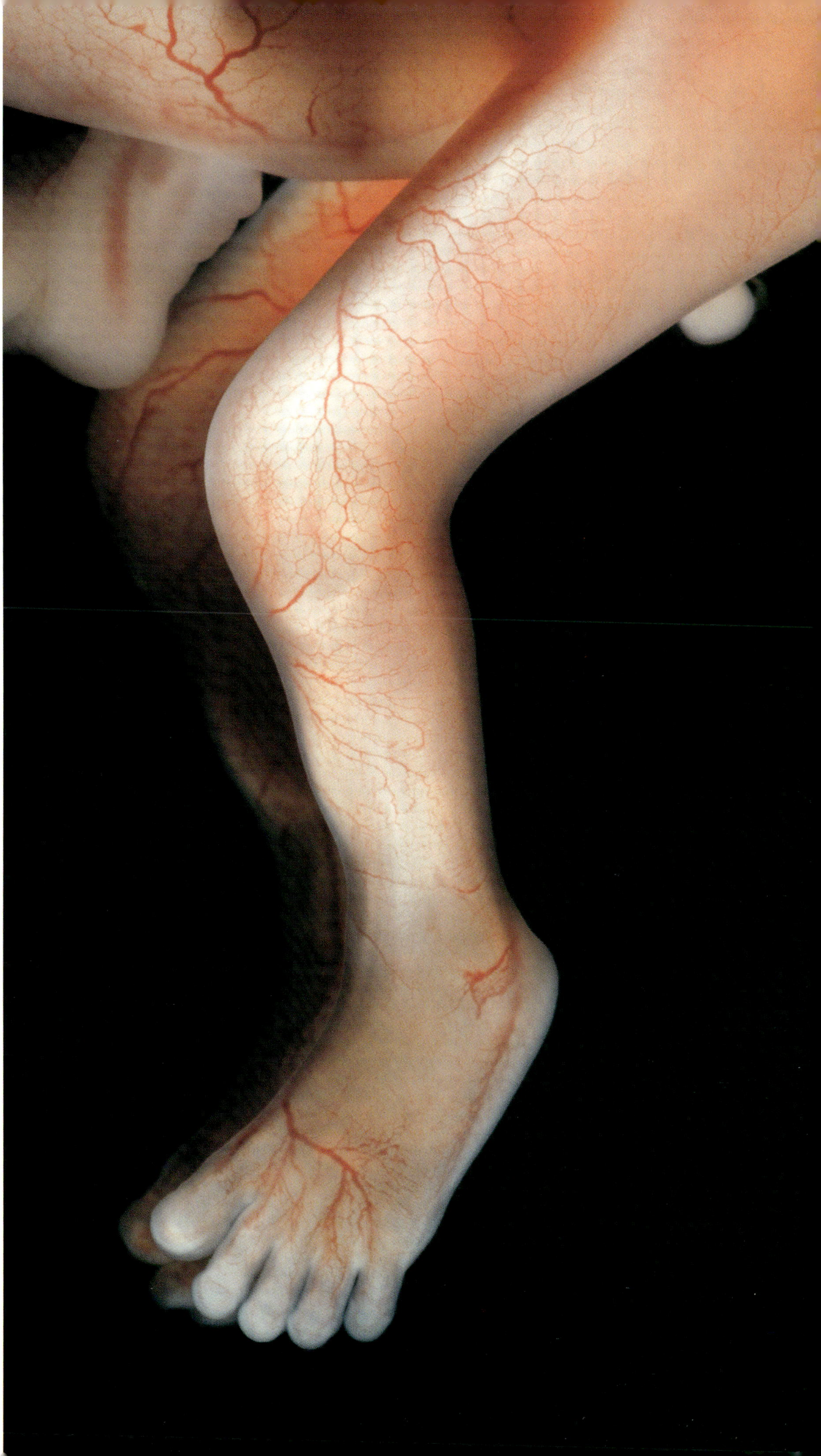

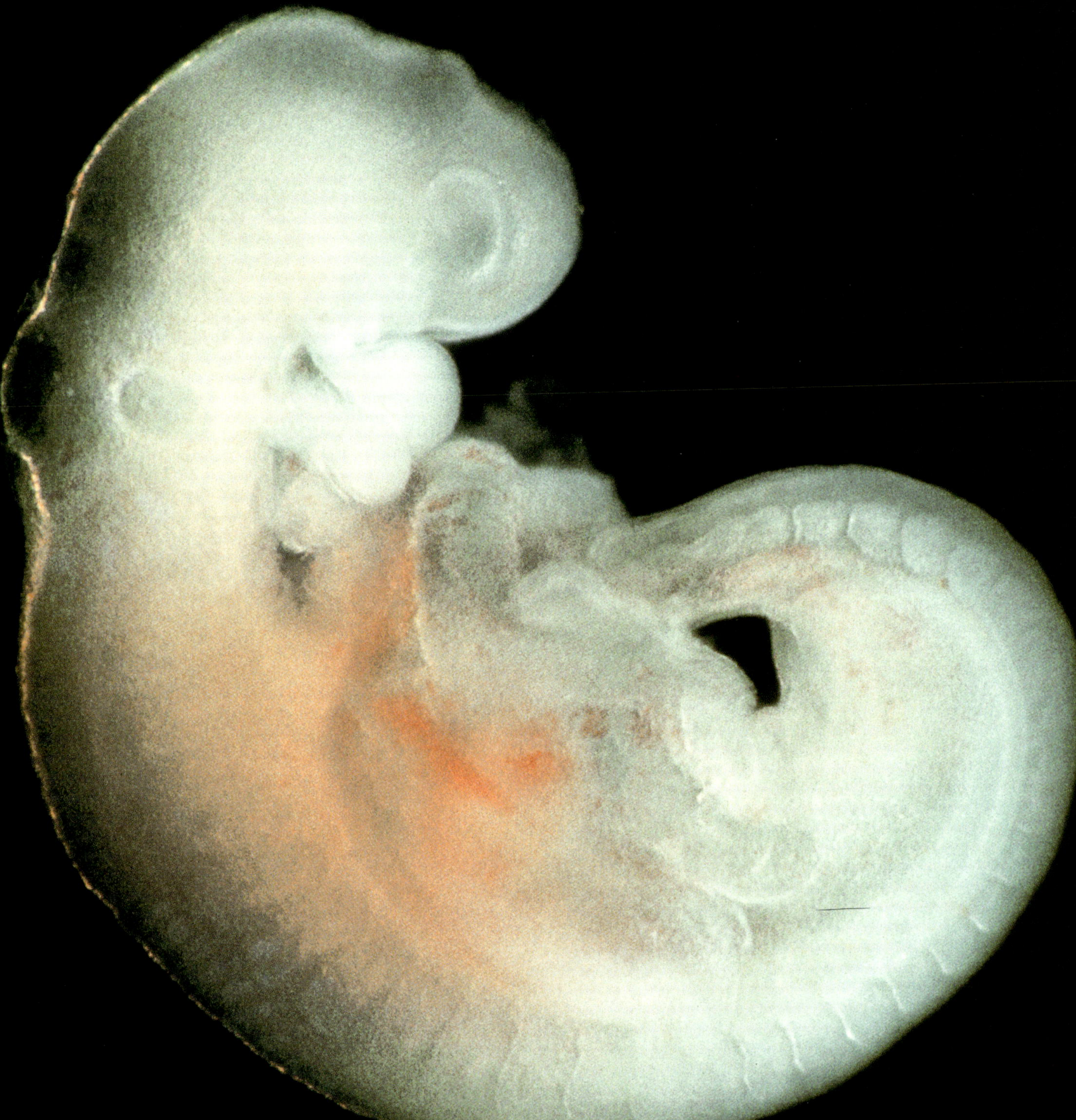

4 Millimeter

Augen und Ohren

In Wahrheit ist dieser 28 Tage alte Embryo vier Millimeter groß. Vorn am Kopf hat die Entwicklung der Augenbecher begonnen. Und auch das Ohrbläschen ist erkennbar – ungefähr dort, wo man den Hals vermuten würde.

Die Ohrmuschel eines Menschen ist so unverwechselbar – allerdings nicht so unveränderbar – wie seine Fingerabdrücke. Beim Betrachten ihrer Form (groß oder klein, anliegend oder abstehend, langes oder kurzes Ohrläppchen) wird man immer wieder auf Familienähnlichkeiten stoßen – sie wird genauso vererbt wie beispielsweise die Anlage für lockige oder glatte Haare.

Schaut man sich den Embryo in den ersten Lebenstagen an, ist allerdings von Ohren noch nichts zu sehen. Doch nach und nach bilden sich Verdickungen, bis in der sechsten Woche die Aurikularhöcker, sechs an jeder Seite des Kopfes, erkennbar werden. Noch haben sie eine etwas seltsame Position: Sie liegen ungefähr in Halshöhe!

Die Aurikularhöcker verschmelzen bald miteinander, und schon in der achten Woche ist die Ohrmuschel eine winzige Scheibe. Noch fehlen all die Hügel und Vertiefungen, die später jedes Ohr so einzigartig machen. Sie entwickeln sich allmählich, und gleichzeitig verschieben sich die Ohrmuscheln ein wenig dorthin, wo sie hingehören: in Richtung Augenhöhe. Gegen Ende des vierten Monats sind die Öhrchen dann fertig – inklusive Ohrläppchen, die erst erscheinen, wenn die Ohrmuscheln komplett sind.

Buddhisten nehmen übrigens an, dass man aus der Form der Ohrläppchen und daraus, ob sie angewachsen oder frei sind, auf den Charakter eines Menschen schließen kann. Lange, freie Ohrläppchen gelten beispielsweise als Indiz für Güte – deshalb wird Buddha meist mit überdimensional langen Ohrläppchen dargestellt.

Links: In der achten Woche ist die Ohrmuschel zwar als solche schon erkennbar, doch noch fehlen ihre charakteristischen Einzelheiten.

Rechts: Beim 24 Wochen alten Fötus sind Gehörgang und Ohrmuschel fertig ausgebildet, und das Gehör funktioniert zweifellos.

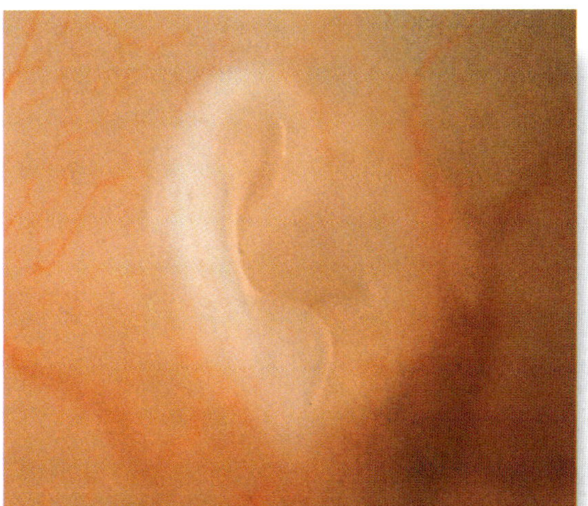

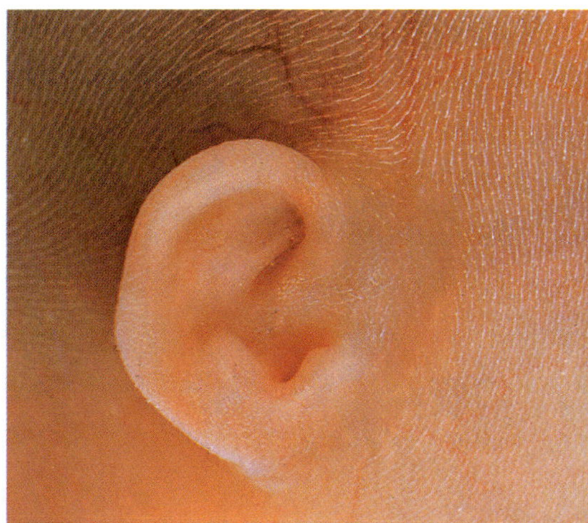

Noch bevor die Ohrmuschel ausgebildet wird, entsteht das innere Ohr, auch Labyrinth genannt. Es ist fürs Hören, aber auch für den Gleichgewichtssinn zuständig. Am Anfang der vierten Woche wird mit seinem Aufbau begonnen. Aus einer winzigen Verdickung bildet sich innerhalb von vier Tagen erst die Ohrgrube, dann das Ohrbläschen. Nach und nach entstehen in jedem Ohr drei feine Labyrinthgänge, an deren Ende sich je eine Ausbuchtung bildet. Dort differenzieren sich die Empfangszellen des Gleichgewichtsorgans.

Der Ultraschall hat es gezeigt: Du thronst in meinem Bauch wie ein kleiner Buddha, mit großem rundem Kopf und gekreuzten Beinchen. Wie eindrucksvoll! Wie es wohl später einmal mit deiner Langmut, deiner Weisheit, deiner Güte aussehen wird?

Leicht und schwerelos

Der Gleichgewichtssinn vermittelt uns Informationen über unsere Position im Raum und gibt gegebenenfalls Impulse, diese zu korrigieren. Ob dem Ungeborenen allerdings bewusst ist, in welcher Lage es sich gerade befindet, ob es weiß, was oben und unten ist, ist ein großes Rätsel. Man nimmt an, dass die Verhältnisse für das Kleine ähnlich sind wie die der Astronauten in den Raumstationen – es sich also »schwerelos« im Fruchtwasser bewegt.

Auch mittels Ultraschall lassen sich die unverwechselbaren Konturen der Ohrmuschel erkennen. Die typischen Merkmale verändern sich übrigens das ganze Leben lang nicht.

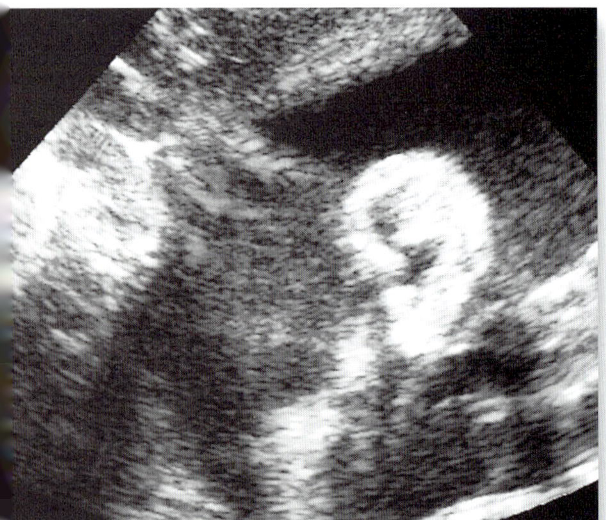

Andererseits erleben werdende Mütter immer wieder, dass das Kind in ihrem Bauch nach großen Erschütterungen (Joggen, Radfahren auf Holperwegen, Autoreise mit vielen Kurven) deutlich auf sich aufmerksam macht, als wolle es sagen: »He, Mama, lass das, ich fühle mich nicht wohl.« Und andere Schwangere haben bemerkt, dass langsames Spazierengehen oder im Stehen das Baby hin und her zu wiegen dem Kleinen gefällt und es beruhigt – so wie es ja auch Wunder wirken kann, ein irritiertes Neugeborenes zur Besänftigung sanft zu schaukeln.

Nach der Entwicklung des Innenohrs ist die des Mittelohrs an der Reihe. Hier finden die Gehörknöchelchen ihren Platz. Zum äußeren Ohr, also zum Gehörgang Richtung Ohrmuschel hin, ist das Mittelohr durch das Trommelfell, eine feine, schwingende Membran, verschlossen. Diese Membran ist also mehr als nur eine Barriere. Sie leitet Schallwellen an die Gehörknöchelchen im Innenohr weiter, und so erreicht die Information »gerade habe ich was gehört« das Gehirn. Innen gibt es zwischen Mittelohr und Rachen eine Verbindung, die Ohrtrompete, auch Eustachische Röhre genannt. Sie sorgt später für den Druckausgleich zwischen der Luft, die uns umgibt, und dem Mittelohr.

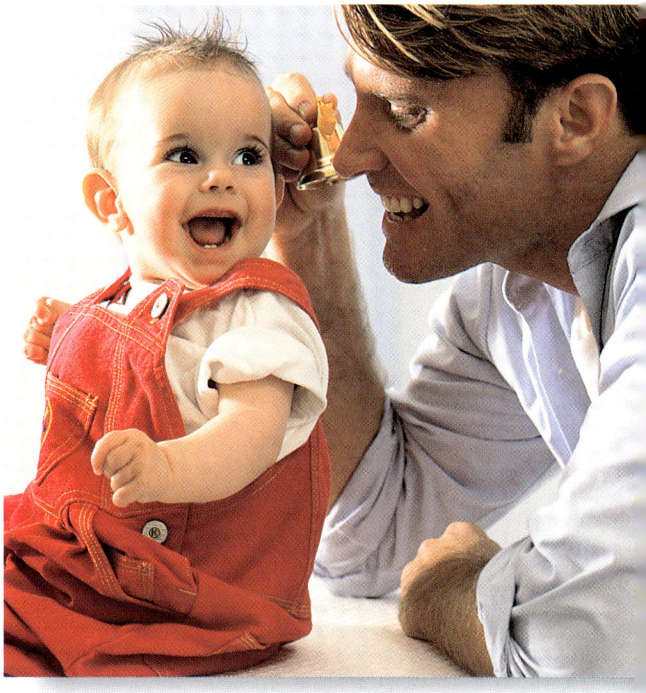

»Papa, was ist das denn?« Die Reaktion des Babys auf das überraschende Gebimmel hinter seinem Rücken zeigt: Sein Gehör funktioniert einwandfrei.

Jetzt schon müde?

Ultraschallaufnahmen zeigen gelegentlich, dass das Ungeborene heftig gähnt. Möglicherweise hat das gar nichts damit zu tun, dass es müde ist – vielleicht wird durch das weite Aufreißen des Mundes auch Fruchtwasser durch die Eustachische Röhre geleitet und so der Druckausgleich trainiert.
Doch auch wenn schon etwas Übung da ist: Wenn man mit einem Neugeborenen eine Flugreise unternimmt, kann es geschehen, dass zu weinen anfängt. Ursache dafür ist oft der Druckausgleich, der mit ziemlichen Schmerzen verbunden sein kann. Ein Tipp (flug)erfahrener Mütter ist: Gleich nach dem Einsteigen ins Flugzeug das Baby an die Brust legen oder ihm die Flasche geben, bis die Maschine oben ist, und vor der Landung bei beginnendem Sinkflug erneut so versorgen! Die Schluckbewegungen helfen meist mit, dass der Druckausgleich funktioniert.

Ach, wenn ich dir dieses Bild nur zeigen könnte: Das bin ich, drei Jahre alt, ein süßer Fratz mit abstehenden Ohren. Ich weiß noch, wie meine Mutter sie jeden Abend mit Pflaster festklebte, damit sie sich anlegten.
O weh, wie das Pflaster an der Haut zog, wenn es morgens wieder runterkam!
Ich verspreche dir, Kleines: Auch wenn du Segelohren wie ich haben solltest – so was mache ich mit dir nicht!

Schon ganz Ohr

Auch bei einem Schnupfen kann es Probleme mit den Ohren geben, weil die Verbindungsgänge, die ja bei einem kleinen Kind noch sehr fein sind, zuschwellen. Oft helfen dann Nasentropfen, die über Nase und Rachen in die Ohrtrompete gelangen und diese so zum Abschwellen bringen. Bevor Eltern auf eigene Faust so etwas an ihrem Kind ausprobieren, sollten sie aber unbedingt mit dem Arzt sprechen.

Ein kleines Lied, wie geht's nur an,
dass man so lieb es haben kann,
was liegt darin? Erzähle!
Es liegt darin ein wenig Klang,
ein wenig Wohllaut und Gesang
und eine ganze Seele.

Marie von Ebner-Eschenbach

Ob das Gehör »eingeschaltet« wird, wenn alle Elemente des Ohrs vorhanden sind, oder ob es nach und nach immer besser funktioniert, ist nicht ganz geklärt. Tatsache ist aber: Das Ungeborene hört. Und ihm wird viel geboten, allein vom Körper der Mutter: Kräftig und regelmäßig schlägt das Herz, mit heftigem Rauschen pulsiert das Blut durch die Adern, lautstark bewegt der Darm die Nahrung, dazu kommen noch gelegentliches Magenknurren oder auch manchmal ein Schluckauf. Zudem gibt die Plazenta ein ständiges »Rauschen« von sich.

All diese Töne trainieren das Gehör, und auf das Ungeborene scheinen sie Vertrauen auslösend und beruhigend zu wirken. Was viele Mütter später daran merken, dass ein brummender Staubsager oder eine schleudernde Waschmaschine das Kind nicht in helle Aufregung, sondern im Gegenteil in wohligen Schlummer versetzt. Auch ein Spritztour mit dem Auto scheint vielen Babys schöne Träume zu verschaffen – dafür sorgt das gleichmäßige Summen des Motors, das sicher an das vertraute Rauschen und die Geräusche in Mamas Bauch erinnert.

Am 43. Tag sind im Auge bereits Pigmente zu erkennen - die endgültige Augenfarbe wird erst nach der Geburt allmählich erkennbar

Auch Geräusche der Außenwelt erreichen das Ungeborene – und zwar nicht über die Bauchdecke, wie man annehmen könnte, sondern über die Knochen der Mutter. Die Töne versetzen die Knochen in Schwingungen und werden somit zum Baby übertragen. Denselben Weg nimmt auch die Stimme der Mutter – und was Mama ihrem Kleinen alles erzählt, vorliest oder vorsingt, kommt am besten bei ihm an, wenn sie schön gerade sitzt oder steht. Nur dann klappt die Übertragung der Klänge perfekt. Abgesehen davon, dass eine aufrechte Haltung der Schwangeren gut tut.

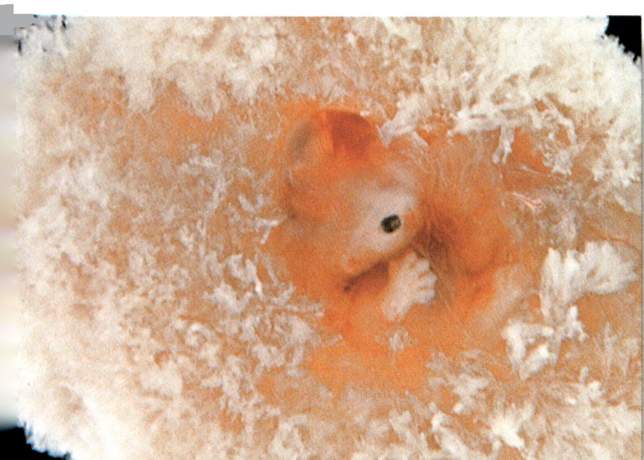

63. Tag: Langsam bedeckt ein Lid das Auge. Die Ohren sitzen noch ziemlich weit unten am Kopf, verschieben sich in den nächsten Wochen aber nach oben.

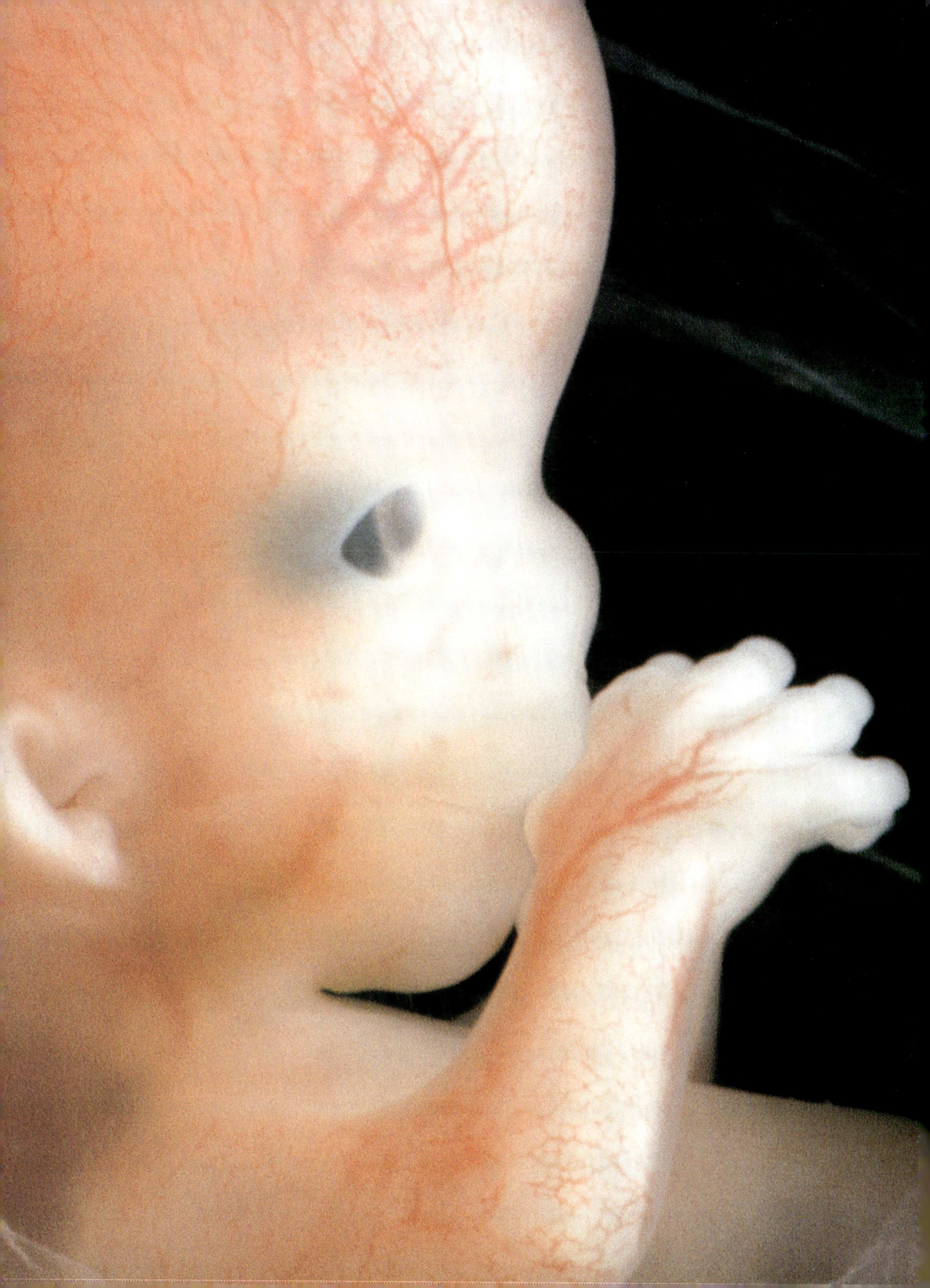

Das erste Licht

Was hilft der Sonnschein dann,
Wo man nicht sehn ihn kann,
Weil Nacht das Aug umspann?
Der Sonnschein aber flieht,
Das Auge Nacht umzieht,
Wo man nichts Liebes sieht.
Ich sehe nicht mein Kind,
Und frage nicht, ob blind
Sonn oder Augen sind.

FRIEDRICH RÜCKERT

Das Ungeborene kann aber nicht nur hören, sondern auch sehen. Nicht viel, schließlich ist es recht dämmrig im Mutterleib. Aber vermutlich sieht es Helligkeit, wenn seine Mutter im Bikini ein Sonnenbad nimmt, merkt es, dass abends das Licht ausgemacht wird, bevor die Mama sich zum Schlafen hinlegt.
Das erste sichtbare Zeichen dafür, dass sich die Augen entwickeln, sind die Augenblasen, die am 22. Tag angelegt werden. Sie haben eine stielförmige Verbindung zu einem Teil des sich entwickelnden Gehirns. Die Augenblase gibt einen Impuls an die Zellen auf ihrer Oberfläche, und die beginnen auf dieses Kommando hin, das Linsenbläschen, den Vorläufer der Augenlinse, zu bilden. Danach entwickeln sich feine Gefäße, die das werdende Auge mit Blut versorgen. Jetzt kann auch die Netzhaut entstehen, die den Hintergrund des fertigen Augapfels bilden wird und auf der die optischen Reize ankommen. Von dort aus wird die Information über den Sehnerv ans Gehirn weitergeleitet.

Auch das Sehen will gelernt sein

Bei einem Neugeborenen funktioniert das Sehen noch nicht perfekt – es erkennt nur, was in maximal 30 Zentimeter Entfernung von seinem Gesicht ist. Die meisten Mütter halten deshalb instinktiv ihr Kind so im Arm, dass ihr Gesicht sich innerhalb dieser Spanne befindet. Um die fünfte Woche herum wird die Sicht des Babys schärfer – für viele Säuglinge ist das ein Schock: Auf einmal sieht die Umgebung ganz anders aus! Die meisten Kinder reagieren auf diesen Schreck mit Quengelei und Weinen – was aber nach etwa einem Tag wieder vorbeigeht, zur Freude der verunsicherten Eltern. Den Augen des Ungeborenen fehlt zunächst noch die Iris. Sie wird später einmal bestimmen, welche Augen-

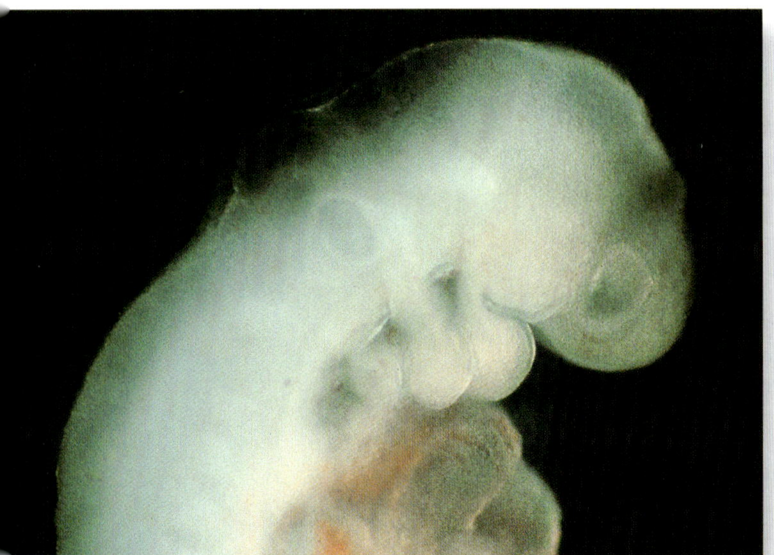

Der Beginn der Augenentwicklung: Ausgehend vom Vorderhirn, bewegen sich ab dem 22. Tag Zellen in Richtung »Gesicht«, am 28. Tag ist die erste Augenanlage sichtbar.

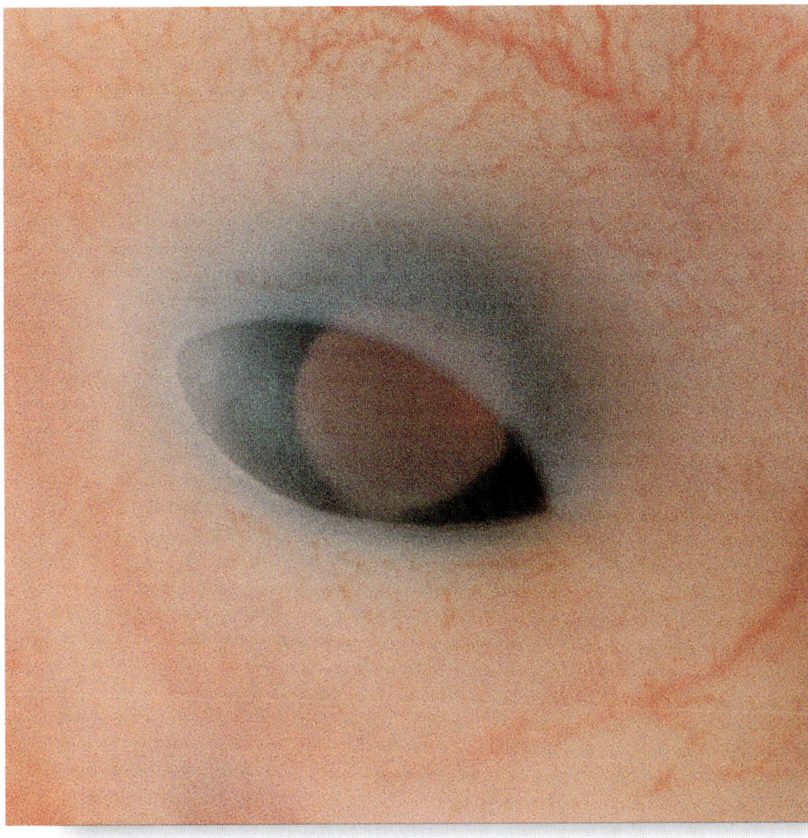

In der achten Woche ist das Auge komplett angelegt. Die Augenlider wachsen aufeinander zu und verkleben, damit das Auge vor dem Fruchtwasser geschützt ist.

farbe das Kind hat. Die Augen des Ungeborenen, aber auch des Neugeborenen sind noch blau, denn die Einlagerung von Pigmenten beginnt erst kurz nach der Geburt.

Und allmählich entwickeln sich beim Ungeborenen nun auch die Muskeln, die später die Pupillen größer oder kleiner werden lassen. Ebenso entstehen jetzt aus je zwei Hautfalten für jedes Auge die Lider. Sie wachsen aufeinander zu und verkleben miteinander. Das schützt die noch empfindlichen Augen vor dem Fruchtwasser. Hinter den geschlossenen Lidern beginnt das Ungeborene jedoch schon bald damit, die Augenmuskulatur auszuprobieren: Es bewegt die Augäpfel nach oben und unten, nach rechts und links. Etwa um die 26. Woche herum kann das Ungeborene die Augen wieder öffnen. Manchmal lässt sich beim Ultraschall erkennen, dass das Kleine eine Hand ganz nah vors Gesicht hält – als ob es sie genau studieren würde.

Etwas, das viele Eltern verwundert: Wenn ihr Neugeborenes schreit, dann tut es das tränenlos. Dies ist allerdings kein Grund zur Sorge: Das liegt nur daran, dass bei der Geburt die Tränendrüsen zwar vorhanden sind, aber noch nicht funktionieren. Erst um die sechste Woche herum bilden sie das erste Tränchen – oft ein herzzerreißender Anblick!

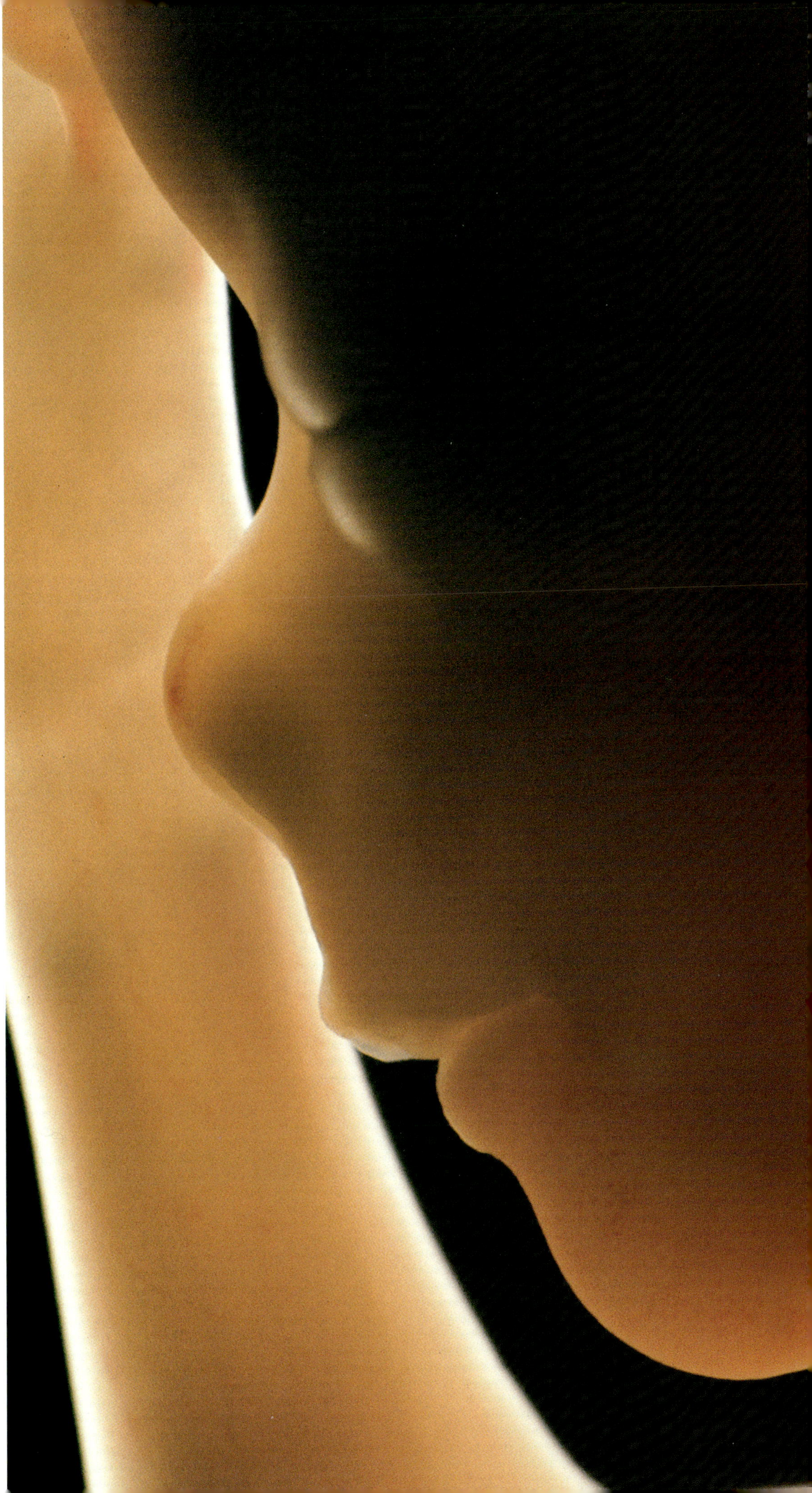

Das niedliche Profil eines etwa 15 Wochen alten Ungeborenen. Die Gesichtszüge verändern sich jedoch in den nächsten Wochen noch.

Köpfchen, Köpfchen

Wer ein Baby anschaut, ist gerührt, spürt sofort Beschützerinstinkte. Dafür sorgt das so genannte Kindchenschema. Wie die Babys aller Säugetiere hat auch das menschliche eine runde Stirn, große Augen, volle Wangen, ein kleines Näschen, und der Kopf ist im Verhältnis zum Körper riesig. Dieser Anblick öffnet Herzen! Vermutlich hat die Natur das so eingerichtet, damit Kinder, die ihre Eltern verloren haben, bald Erwachsene finden, die sie ernähren, versorgen, beschützen und aufziehen.
Bei der Geburt macht der Kopf des Kindes etwa ein Viertel seiner Körperlänge aus, beim Zweijährigen noch ungefähr ein Fünftel. Beim Embryo jedoch, in den ersten Wochen, beträgt der Anteil des Kopfes an der Gesamtgröße mehr als die Hälfte.
Das liegt daran, dass ab der vierten Woche die Gehirnentwicklung auf Hochtouren läuft. Zu diesem Zeitpunkt bilden sich am Kopfende des Embryos aus dem Neuralrohr drei Bläschen, die primären Hirnbläschen. Sie sind die Vorstufen des – auch später in drei wesentliche Bereiche unterteilten – Gehirns. Aus ihnen

Dickeback ik pick di,
Blauog ik kik di,
Näschen nipp un Lippen rund –
Ei ik küss den Kirschenmund!

(Dickwange, ich zwick dich,
Blauauge, ich schau dich,
Näschen stups und Lippen rund –
Ei, ich küss den Kirschenmund!)

KLAUS GROTH

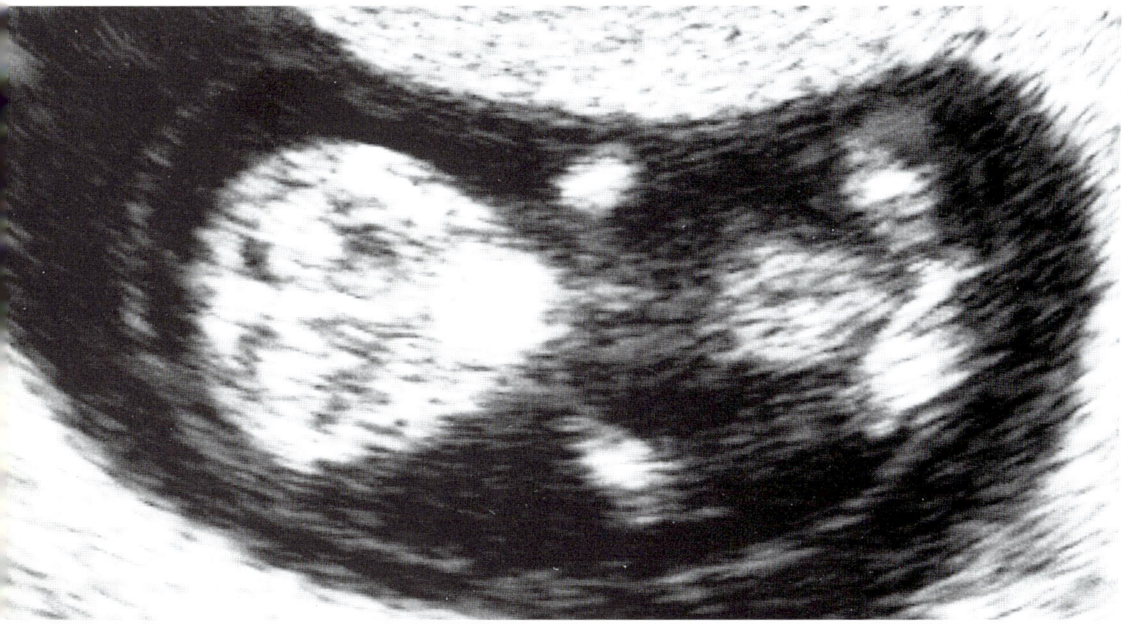

3 Zentimeter lang vom Scheitel zum Steiß

Auf dem Ultraschallbild gut zu erkennen: die typischen Proportionen in der achten Entwicklungswoche – großer Kopf, kleiner Körper.

Seht mir doch mein schönes Kind,
Mit den goldnen Zottellöckchen,
Blauen Augen, roten Bäckchen!
Leutchen, habt ihr auch so eins?
Leutchen, nein, ihr habt keins!

Seht mir doch mein süßes Kind,
Fetter als ein fettes Schneckchen,
Süßer als ein Zuckerweckchen!
Leutchen, habt ihr auch so eins?
Leutchen, nein, ihr habt keins!

Gottfried August Bürger

entstehen das Endhirn (das ist der Teil mit den zwei Hälften, unser Denk- und Fühlapparat) und das Zwischenhirn, zu dem auch die Hirnanhangsdrüse gehört, die in der Hormonproduktion eine wichtige Rolle spielt. In der Nackenbeuge liegt dann noch das Rautenhirn mit der Medulla oblongata, die ins Rückenmark übergeht. Dieser Teil steuert u.a. das Atemzentrum, aber auch weitere lebenswichtige Körperfunktionen.

Ganz zu Beginn der Entwicklung unterscheiden sich die Gehirnbereiche allerdings noch nicht voneinander. Doch das Gehirn wächst rasend schnell und beginnt mit der Bildung der wohl bekannten »kleinen grauen Zellen«. Wobei es übrigens in Gehirn und Rückenmark auch noch weiße Zellen gibt, deren Produktion ebenfalls in dieser Zeit beginnt. Schon am Ende der fünften Woche, ganz deutlich aber in etwa der elften Woche, erkennt man an der Stirn des Embryos zwei Beulen – das werden später einmal die beiden Hälften des Gehirns. Die linke Hirnhälfte wird – wie man weiß – für die rechte Körperseite zuständig sein, und umgekehrt. In der rechten Hirnhälfte werden u.a. die Bereiche angesiedelt sein, die mit Bildern, Kreativität und Phantasie zu tun haben, links finden sich dann beispielsweise das Sprachzentrum und das logisch-analytische Denkzentrum.

Bei einer Kontrolluntersuchung mit dem Endoskop entstand diese Aufnahme: das Gesichtchen eines fünf Monate alten Ungeborenen.

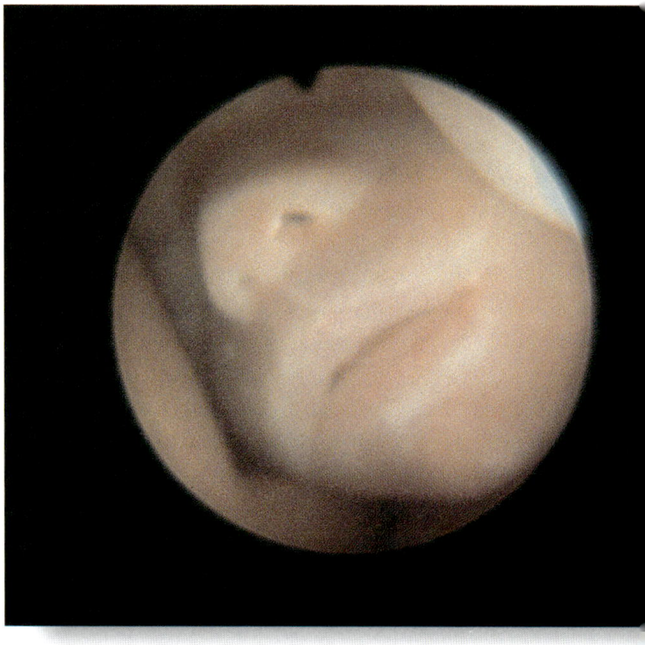

Milliardenspiel

Doch bei dem elf Wochen alten Embryo ist es noch längst nicht so weit. In seinem Kopf werden zwar pro Minute etwa 250 000 Gehirnzellen, die Neuronen, produziert (das fertige Gehirn enthält übrigens Milliarden davon), doch die ganz detaillierte Aufgabenverteilung lässt noch ein wenig auf sich warten. Auch die Informationsverarbeitung funktioniert nicht hundertprozentig – Hirnzellen sind in Schwärmen auf der Wanderschaft, bewegen sich zu ihrem vorgesehenen Platz. Dieser Prozess ist allerdings erst lange nach der Geburt abgeschlossen.

Noch etwas sehr Wichtiges findet in der fünften, sechsten Woche statt: Die zwölf Hirnnervenpaare werden aufgebaut. Sie verbinden das Gehirn mit einzelnen Bereichen des Kopfes. So ist ein Paar beispielsweise zuständig für die Bewegungen der Augen, ein anderes für die Mimik, ein weiteres für die Zungenmuskulatur, und wieder ein anderes Paar ist verantwortlich für das Drehen des Kopfes. Und da ja auch in diesen Bereichen die Entwicklung rasant vorangeht, müssen die Nerven rechtzeitig zur Stelle sein. Auch die Nerven, die den Rest des Körpers mit dem Gehirn verbinden, entstehen nun. Sie wachsen in Paaren (also je einer rechts, einer links) vom Rückenmark aus und versorgen dann, je nach Lage und Spezialisierung, Gliedmaßen, innere Organe, Haut, Muskulatur usw.

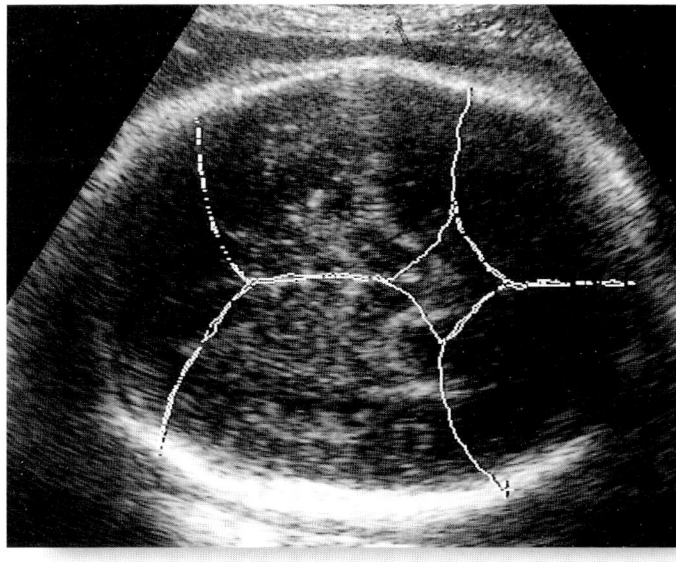

Dieses Ultraschallbild zeigt das Köpfchen eines 36 Wochen alten Ungeborenen. Per Computer wurden Linien eingezeichnet, die zeigen, wo die Schädelplatten aneinander stoßen. Das Viereck ist eine Lücke, die große Fontanelle am Vorderkopf – sie schließt sich ab etwa dem neunten Lebensmonat. Die kleine hintere Fontanelle ist spätestens verschwunden, wenn das Baby drei Monate alt ist.

Graue Zellen gut geschützt

Das Gehirn ist bekanntermaßen empfindlich, und so wird bald für angemessenen Schutz gesorgt. Wo anfänglich noch das Gehirn durch die zarte Haut sichtbar ist – und wo auch Mengen von Blutgefäßen durch die Haut schimmern (für die Gehirnentwicklung sind reichlich Sauerstoff und Nährstoffe notwendig) – lagern sich Zellen an, die die Schädelknochen bilden. Innen werden die Schädelknochen mit der harten Hirnhaut ausgekleidet, der Dura mater, die Gehirnoberfläche bekommt einen hauchzarten Überzug, die weiche Hirnhaut, auch Pia mater genannt. Beide Hirnhäute zusammen heißen Meningen.

Die Schädelknochen bilden bis nach der Geburt übrigens nicht etwa eine geschlossene Kapsel, sondern es handelt sich bei ihnen um einzelne Platten, die durch festes Bindegewebe miteinander verbunden sind. Sicherlich eine Vorsichtsmaßnahme der Natur: Wird der Kopf des Babys durch den engen Geburtskanal gedrängt, muss er einigen Druck aushalten. Und das kann er besser, wenn die Schädelplatten noch nicht fest miteinander verbunden sind. Außerdem wachsen das Gehirn und der Schädel ja auch nach der Geburt noch weiter. Wären die Knochen starr miteinander verwachsen, wäre das nicht möglich.

Das Gesicht entsteht

Während Gehirn und Schädel sich vergrößern, wird auch das Gesicht langsam als solches erkennbar. Zunächst müssen dafür aber Kiemenbögen entstehen. Ja, richtig gelesen, Kiemen! Das ist mal wieder eine Erinnerung an die Entstehungsgeschichte des Menschen – der nun einmal verwandt ist mit Fischen und Amphibien. Beim menschlichen Embryo werden aus den Kiemenbögen dann natürlich nicht Fischkopf und Atmungsapparat, sondern sie entwickeln sich zum Gaumen, zur Zunge, zu Teilen von Ober- und Unterkiefer, zur Gesichtsmuskulatur usw. – zum Gesicht eines Menschen eben.

Was zuallererst angelegt wird, sind die Stirn sowie die Anfänge von Unter- und Oberkiefer. Bald entstehen auf der Vorderseite des Kopfes kleine Verdickungen, die Riechplakoden. Sie wandern nach innen, in den Kopf, und werden zu Riechgruben. Über ihnen hat sich inzwischen jeweils ein Nasenwulst gebildet. Diese beiden Wülste begeben sich aufeinander zu, und schon um den 40. Tag herum kann man ahnen, dass in der 14. Woche das Näschen fertig sein wird. Noch ein wenig auf sich warten lassen die Nasennebenhöhlen. Ihre Entwicklung beginnt erst wenige Wochen vor der Geburt. Wenn die Nebenhöhlen wachsen, verändert sich die Form des Gesichts – und beim geborenen Kind auch die Stimme: Die Nebenhöhlen dienen als Resonanzräume.

Heute geht es mir nicht gut, mein Baby. Ich habe solche Kopfschmerzen! Der Arzt sagt, das liegt am Blutdruck, der ist wahnsinnig niedrig, seit ich mit dir schwanger bin. Jetzt hoffe ich nur, dass dir nicht auch das Köpfchen wehtut – sozusagen aus Solidarität ...

Was am Gesicht eines Neugeborenen so entzückend ist, der winzige Mund mit den rosigen Lippen, hat seinen Ursprung in der so genannten Mundbucht. Sie ist um den 30. Tag herum bereits deutlich sichtbar. Würde man einen Embryo diesen Alters unter dem Mikroskop betrachten, könnte man erkennen, dass er aussieht wie ein gefräßiges Urtier ...

Allmählich wachsen die Kieferfortsätze von den Seiten nach vorn und dann dort zusammen. Das trägt einiges dazu bei, dass das Gesicht des Embryos – besonders die Mundpartie – menschliche Züge annimmt. Jetzt müssen noch ein Teil der Nasenanlage und ein Teil des Gaumens zusammenwachsen, und die Oberlippe ist fertig.

Sobald dann auch die Mundhöhle komplett ist, kann das Ungeborene mit seinem Saug- und Schlucktraining beginnen. Wer Glück hat, sieht auf dem Ultraschallbild, dass das Kleine am Daumen lutscht – ein Anblick, der verblüffend, aber auch anrührend ist.

Ein niedliches Gesichtchen: Am 56. Entwicklungstag sind Augen, Nase, Mund komplett angelegt. Hinter der hohen Stirn läuft die Gehirnentwicklung auf Hochtouren.

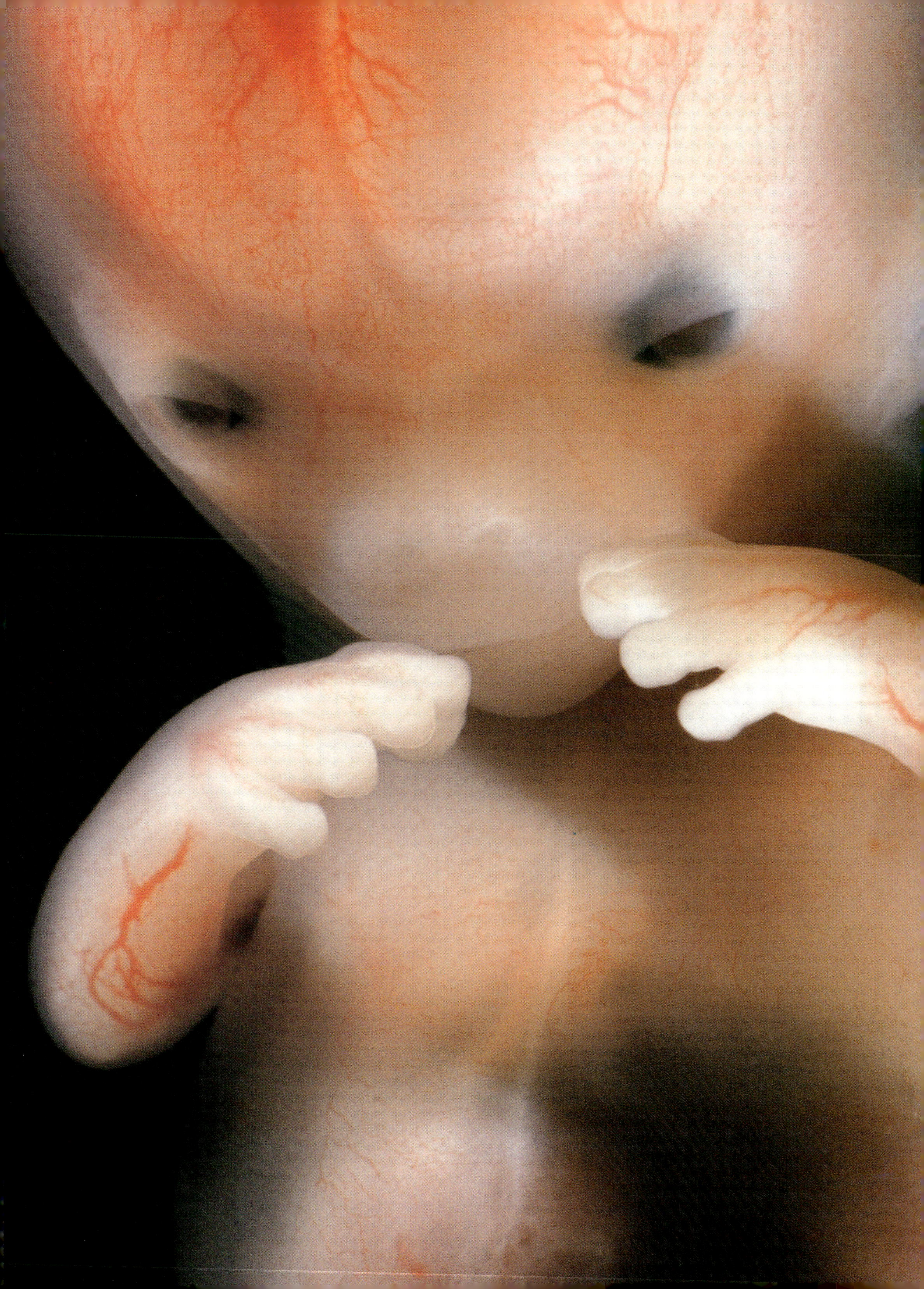

Die frühe Mimik

Sicher übt das Ungeborene auch schon seine Gesichtsmuskulatur. Es bläst etwa die Backen auf, runzelt die Stirn, spitzt das Mündchen. Dem Neugeborenen bietet die Mimik – neben Stimme und Körpersprache – eine Möglichkeit, seiner Umwelt mitzuteilen, wie es sich fühlt, was es empfindet. Sie spiegelt wider, ob es zufrieden oder erschreckt ist, ob es unterhalten oder in Ruhe gelassen werden möchte. Bekommt das Baby etwas in den Mund, das ihm nicht schmeckt, verzieht es angewidert das Gesicht. Neugeborene haben tatsächlich eine Vorliebe für Süßes. Vielleicht, weil das Fruchtwasser, das sie getrunken haben, leicht süßlich schmeckt. Hat das Kleine etwas gesehen, das es spannend findet, zieht es die Augenbrauen hoch und runzelt dabei die Stirn.

Dass die Mimik bereits im Mutterleib funktioniert, kann man aus dem Verhalten von Frühgeborenen ableiten: Sind sie entspannt und zufrieden, ist das Gesichtchen glatt. Bei Schmerzen bilden sich Längsfalten auf

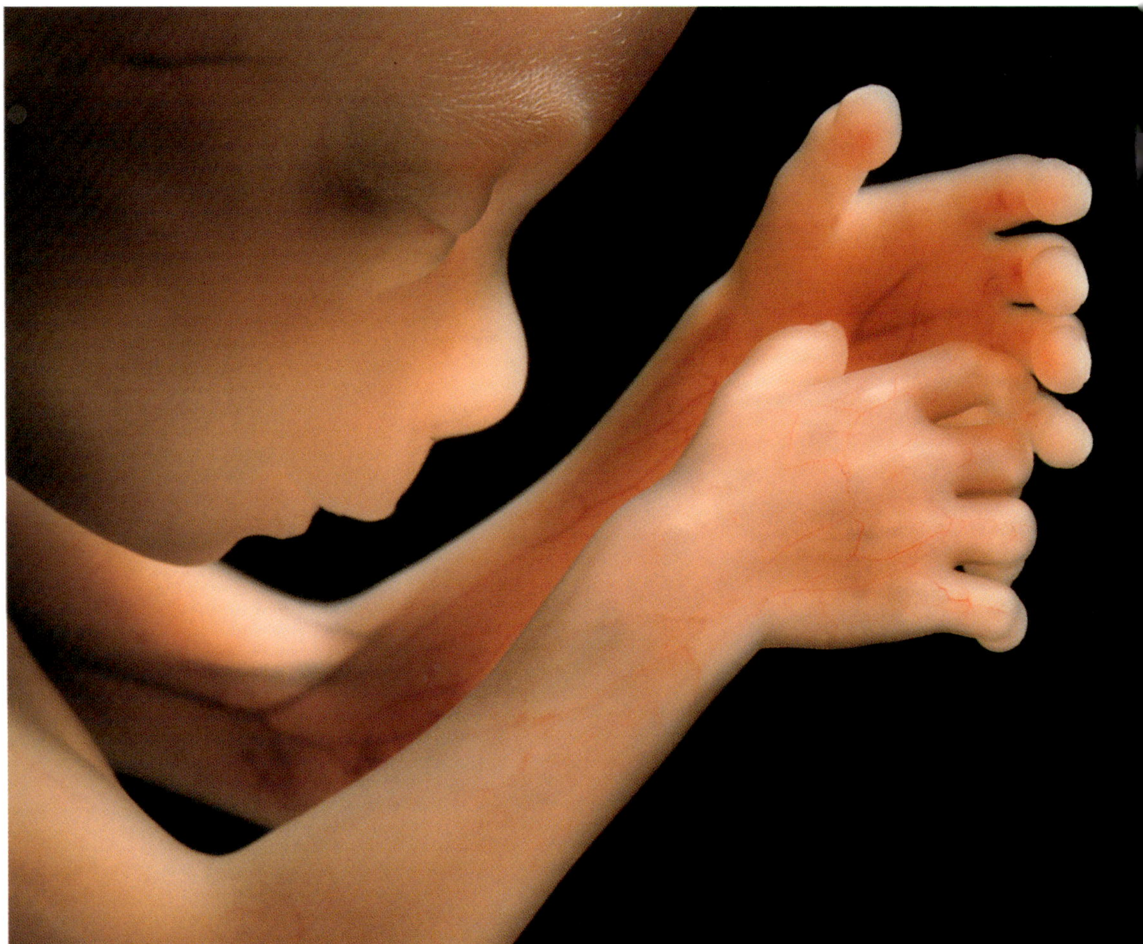

Das zarte Profil eines etwa 16 Wochen alten Ungeborenen: Sogar die feinen Augenbrauen sind bereits erkennbar.

der Stirn (fast wie Zornesfalten beim Erwachsenen), bei Aufmerksamkeit und Neugier wird die Stirn so gerunzelt, dass Querfalten entstehen. Noch etwas lässt sich an Frühgeborenen beobachten: Sie haben oft ein etwas greisenhaftes Aussehen. Das liegt daran, dass die Fettpölsterchen, die das Gesicht rund, die Wangen voll erscheinen lassen, erst in den allerletzten Wochen im Mutterleib entstehen.

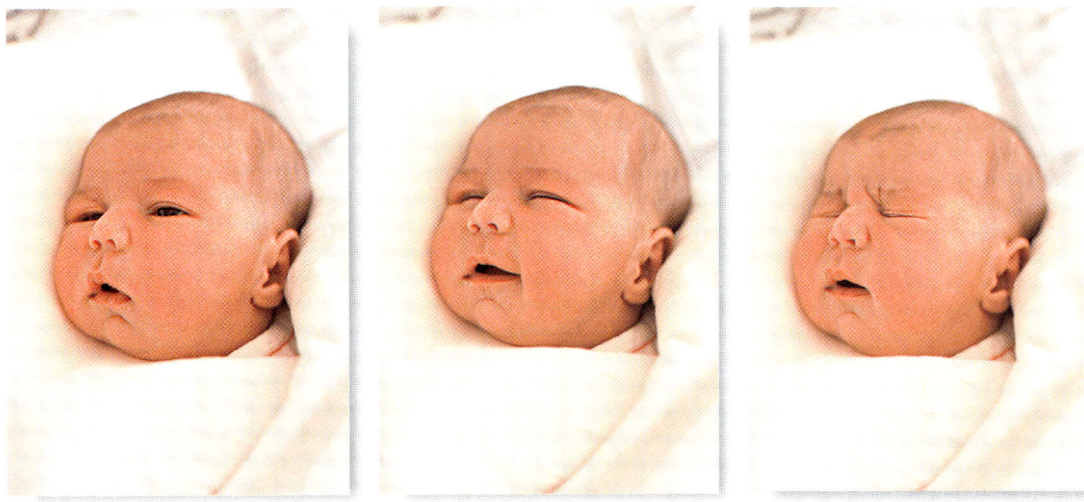

Selbst im Schlaf hat dieses zwei Tage alte Baby eine beredte Mimik. Das Spektrum reicht von Erstaunen bis Unmut.

Rumpumpel macht das Mäulchen krumm
So morgens um halb acht herum,
Und keine fünf Minuten drauf
Wacht Rumpumpel auf.

Hu, kommt der kalte Badeschwamm;
Rumpumpel hält die Ohren stramm,
Und schlägt die Ticke-Tacke acht,
Wird ihm die Milch gebracht.

Die schmeckt Rumpumpel aber fein!
Er patscht mit beiden Fäustchen drein
Und trinkt und trinkt, bis alles leer.
Rumpumpelchen, das freut mich sehr:
Morgen gibt's gutes Wetter!

PAULA DEHMEL

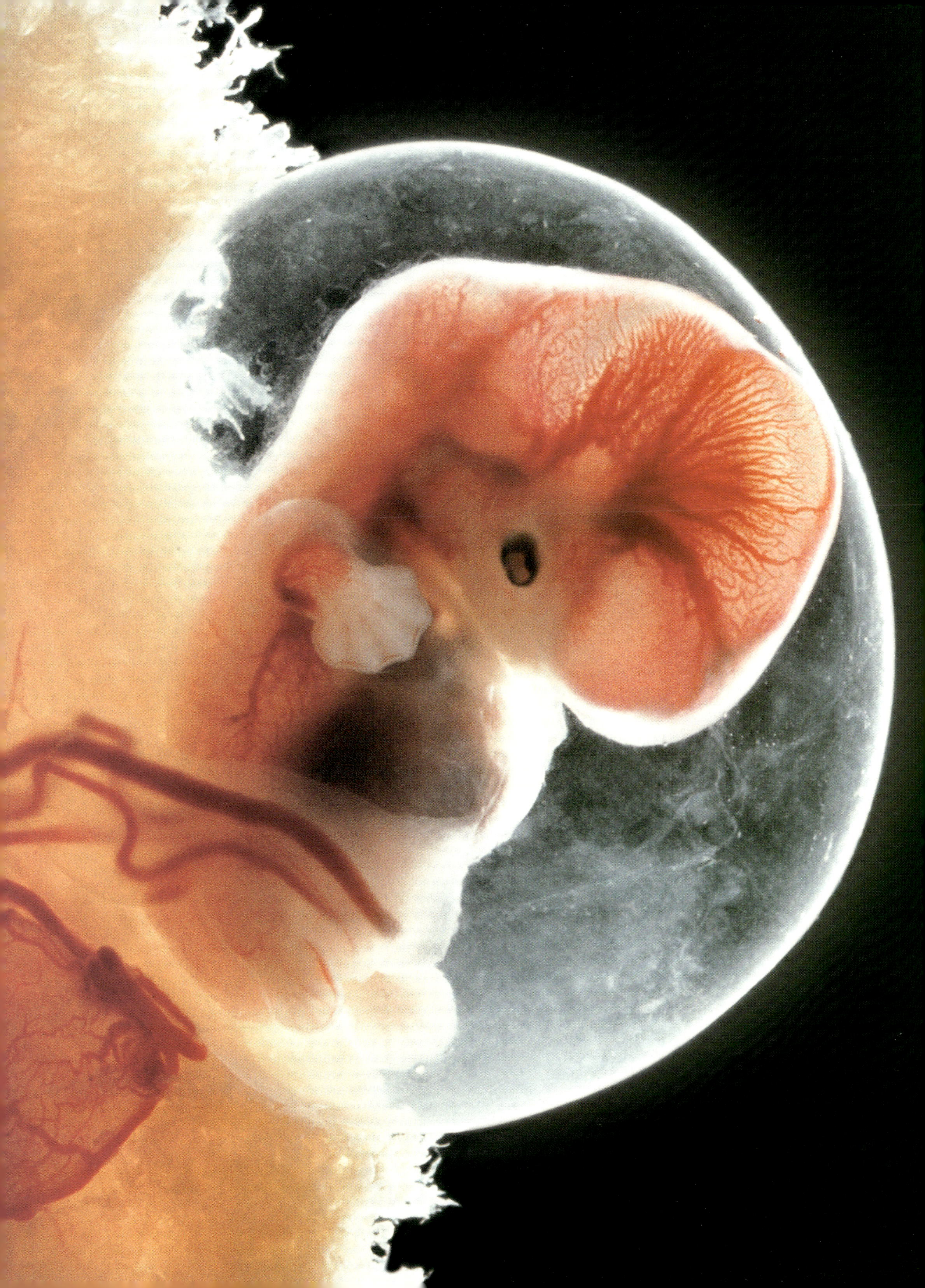

Die inneren Organe

Die Entwicklung des Kopfes, der Gliedmaßen, der Finger und Zehen, die Veränderung der Körperform sowie die ungeheure Beweglichkeit des Ungeborenen – all das lässt sich gut beobachten. Doch was im Verborgenen, im Inneren des Körpers geschieht, ist mindestens genauso spannend: die Entstehung der inneren Organe, von Magen und Darm, Leber und Nieren.

In der vierten Entwicklungswoche des Embryos entsteht zunächst das primitive Darmrohr – aus dem Dottersack, der zu diesem Zeitpunkt in den Körper hineingezogen wird. Dieses Darmrohr nimmt die gesamte Körperlänge des Embryos ein. Es besteht aus drei Abschnitten: dem Vorder-, dem Mittel- und dem Enddarm.

Der Vorderdarm wird im Lauf der Entwicklung u.a. zu Rachen, Speiseröhre, Magen, Zwölffingerdarm, Leber und Bauchspeicheldrüse. Sobald der Rumpf des Ungeborenen wächst, kann sich auch die Speiseröhre strecken. Kurz unter ihr entsteht eine kleine Ausbuchtung, die sich schnell erweitert: der Magen. Bald hat er seine typische Form erreicht. Dann muss er sich einmal drehen, damit er an den richtigen Platz kommt. Damit auch nichts verrutschen kann, entstehen Haltebänder, die Magen und Darm in der Bauchhöhle verankern.

Liebe geht durch den Magen, sagt man. Und deshalb stelle ich mir jetzt schon oft vor, mit welch feinen Sachen ich dich später verwöhnen werde. Ich wünsche mir so sehr, dass du ein kleiner Genießer wirst, der Freude am Essen und Trinken hat! Wenn du groß bist, könnten wir dann gemeinsam kochen und schöne Restaurants ausprobieren ...

Unter dem Magen bildet sich aus Teilen des Vorder- und des Mitteldarms der Zwölffingerdarm. Seinen Namen verdankt dieser übrigens seiner Länge: Beim Erwachsenen misst er 25 bis 30 Zentimeter, das entspricht in etwa der Breite von zwölf Fingern. Der Zwölffingerdarm ist Teil des Dünndarms, dieser wiederum mündet in den Dickdarm, den mittleren Darmabschnitt.

Auch der Mitteldarm, der spätere Dickdarm, wächst. Aber hier gibt es zwischenzeitlich, in der sechsten bis zehnten Woche, ein Problem: Leber und Urniere (zu der wir später kommen) sind so groß, dass für den Mitteldarm vorübergehend kein Platz ist. Die geniale Lösung der Natur: Der Mitteldarm bildet eine Schlinge und verlagert sich in den Anfang der Nabelschnur – Ärzte sprechen vom physiologischen Nabelbruch. Ist die Leber im Verhältnis zum wachsenden Körper dann wieder kleiner, kann der Darm zurück in den Körper.

Dieser Embryo ist 42 Tage alt. Deutlich schimmert die Leber durch das noch transparente Bäuchlein. Ihr Anteil am Körpergewicht beträgt gut zehn Prozent!

Der unterste Teil des Darmes, in dem bis zur Entleerung der Kot gespeichert wird, mündet schließlich in den After. Bis zur neunten Woche ist der Enddarm des Ungeborenen noch von einer Membran verschlossen, die dann aber reißt.

Früh in der vierten Woche wird die Leberknospe sichtbar, die alsbald zur Leber heranwächst. Die Leber wird rasch – im Verhältnis zum Körper – riesengroß und füllt schnell die Bauchhöhle fast vollständig aus. Ein Grund für die Überdimensionierung (in der neunten Woche beträgt ihr Anteil am Gewicht des Embryos etwa zehn Prozent): Bereits in der sechsten Woche beginnt die Leber mit der Blutproduktion – deshalb sieht sie übrigens auch so intensiv rot aus. Bei der Blutbildung wird die Leber durch die Milz unterstützt.

Wird das Baby geboren, stellt die Leber die Blutproduktion ein (sie macht dann auch nur noch fünf Prozent des Gewichts des Babys aus) und übernimmt andere Aufgaben. Sie produziert beispielsweise Gallenflüssigkeit, kann aus der Nahrung Zuckerstoffe bilden und diese auch eine Weile als Nährstoffreserve speichern, außerdem filtert sie Giftstoffe aus dem Blut. Sie ist sozusagen das Chemiewerk des Körpers. Die Milz bildet nach der Geburt weiterhin weiße Blutkörperchen, kann aber, wenn es nötig sein sollte, auch wieder mit der Herstellung von roten Blutzellen beginnen.

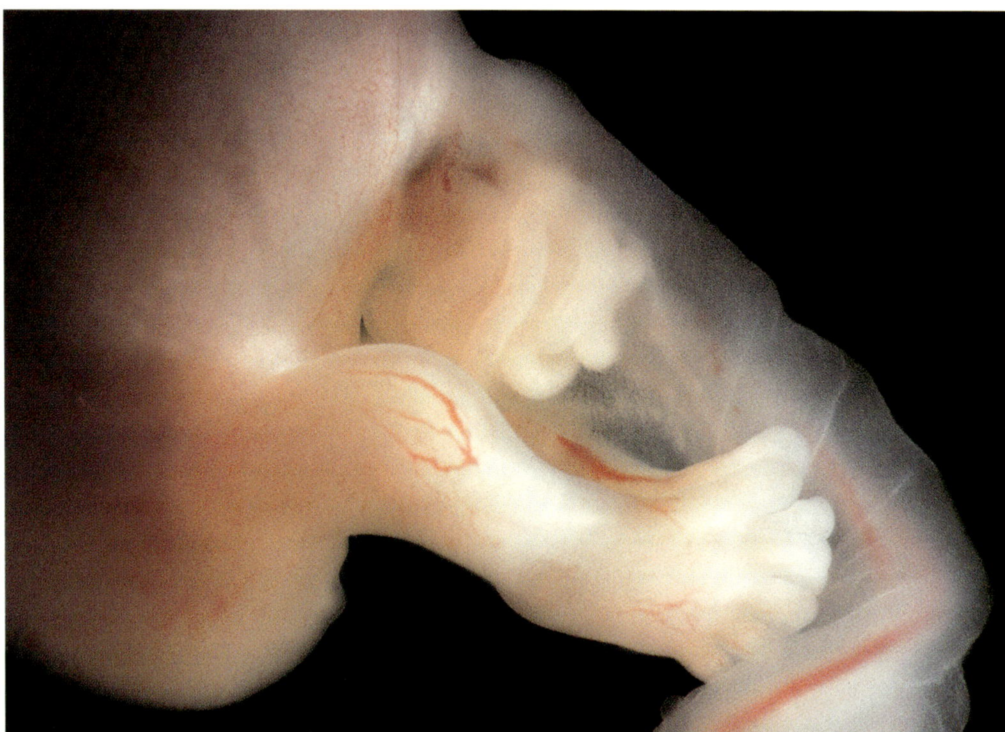

Geniale Problemlösung: In der achten Woche ist es für den Darm zu eng im Bauch – er wird vorübergehend in die Nabelschnur ausgelagert.

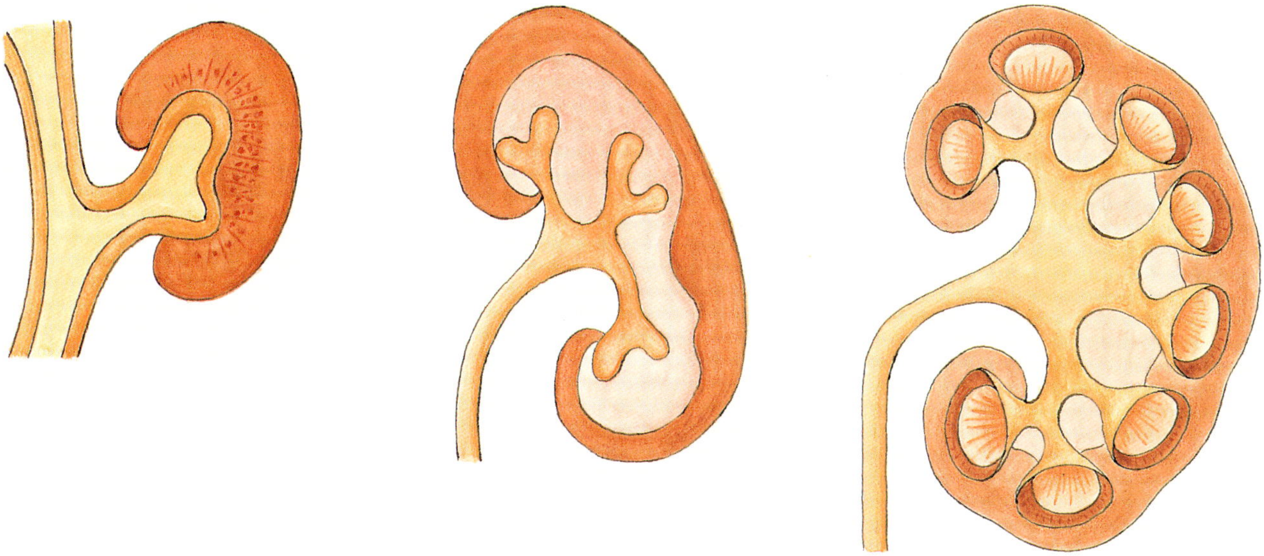

Die Entwicklung der Nieren: Das erste Stadium, die Uretherknospe (links) ist noch ganz einfach strukturiert, aber bereits von feinen Kanälen durchzogen. Nach und nach verschmelzen Kanälchen zum Nierenbecken, und es entstehen Verzweigungen, die späteren Nierenkelche (Mitte). Zuletzt entstehen Sammelrohre, die in die kleinen Nierenkelche münden (rechts).

Die Gallenflüssigkeit wird in der Gallenblase gespeichert. Diese entsteht aus einem Teil der Leberanlage. Von der 13. Woche an beginnt die Leber, Gallenfarbstoffe zu produzieren, die in den Zwölffingerdarm geleitet werden. Wenn das Baby 12 bis 24 Stunden nach der Geburt zum ersten Mal Stuhl ausscheidet – das so genannte Kindspech oder Mekonium –, fällt auf, dass diese Masse schwärzlich-dunkelgrün aussieht. Schuld daran ist der hohe Gehalt an Gallenfarbstoffen.

Ein weiteres wichtiges Organ ist die Bauchspeicheldrüse, das Pankreas. Ihre Aufgabe ist es, den Blutzuckerspiegel zu kontrollieren. Dazu braucht der Körper Insulin, das von den Langerhansschen Inselzellen produziert wird. Beim Ungeborenen beginnt die Insulinproduktion etwa in der zwölften Woche und nimmt von da an ständig zu. Ist die Mutter des Babys Diabetikerin, leidet sie also an der so genannten Zuckerkrankheit, hat das Ungeborene, wenn die Krankheit unerkannt bleibt, die ganze Zeit einen sehr hohen Blutzuckerspiegel. Dann muss seine Bauchspeicheldrüse Schwerstarbeit leisten, um ihn wieder zu senken – was für das Kind ein erhöhtes Risiko bedeutet, selbst Diabetiker zu werden.

Bleibt der Diabetes der Mutter in der Schwangerschaft unerkannt und unbehandelt, wird das Kind außerdem meist sehr groß, weil ihm über die Plazenta ständig zu hohe Mengen

Die Ultraschallaufnahme zeigt: Die Nieren dieses 26 Wochen alten Ungeborenen sind gut entwickelt.

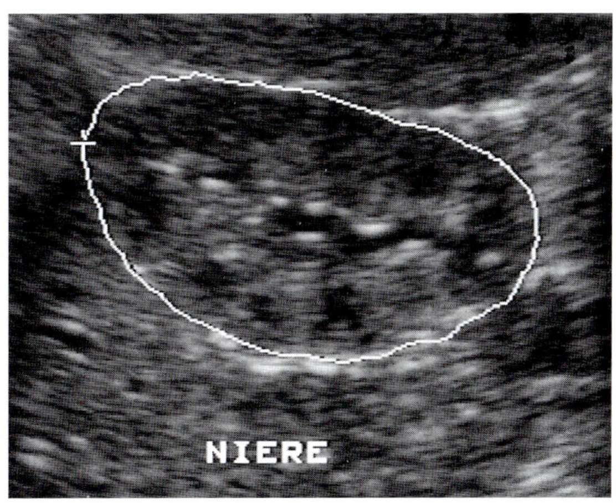

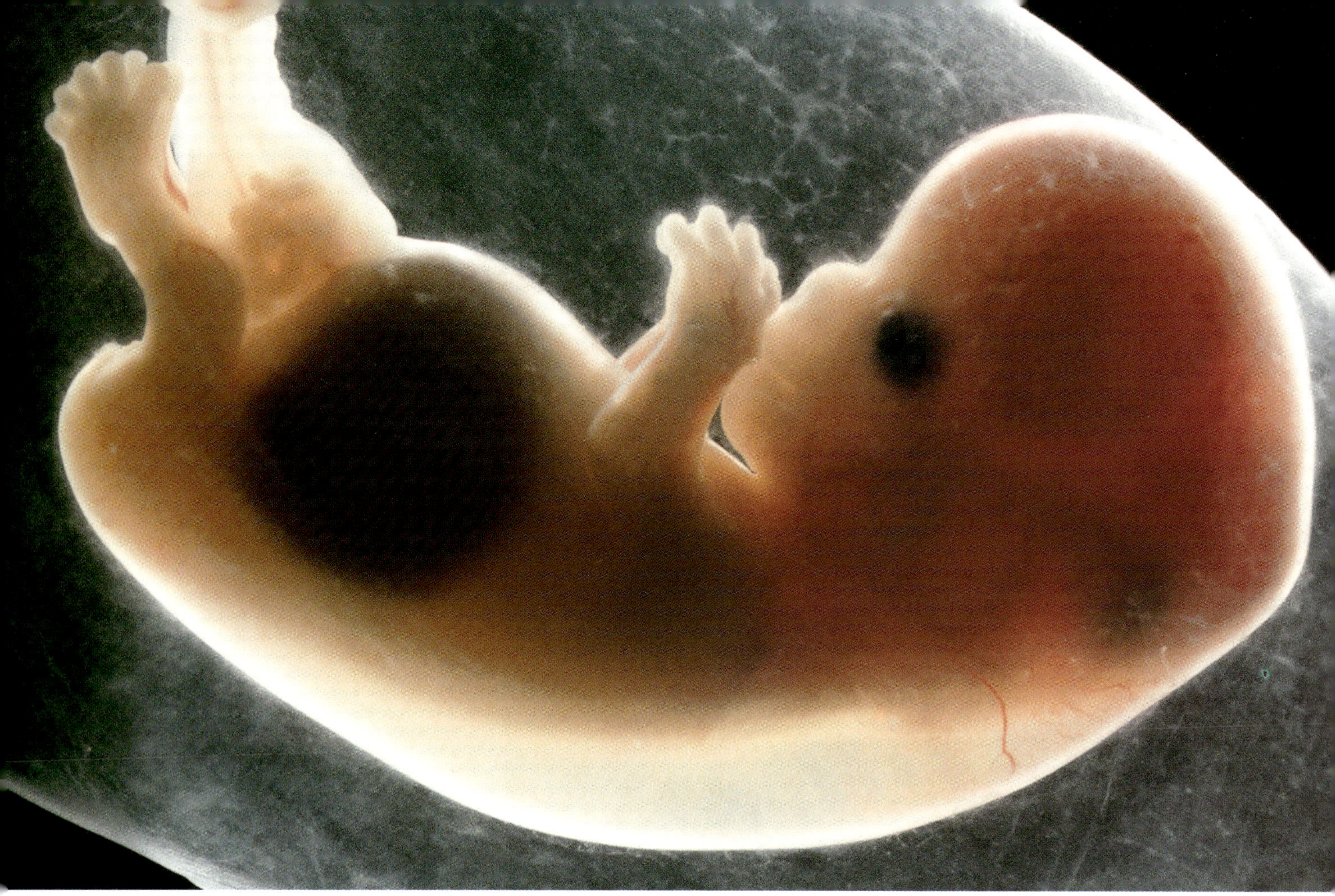

Zucker zugeführt werden. Das kann bei der Geburt gefährlich werden, denn dann kann die Passage durch den Geburtskanal schwierig sein – ein nicht zu unterschätzendes Risiko. Deshalb sollte der Blutzuckerspiegel der Mutter während der Schwangerschaft unbedingt regelmäßig überprüft werden. Eine bedeutende Rolle an dem komplexen Stoffwechselgeschehen kommt den Nieren zu. Damit es von Anfang an keine Störung dieses Systems gibt, hat sich die Natur etwas ganz Besonderes einfallen lassen: Bis die bleibenden Nieren fertig und funktionsfähig sind, erfüllt ein anderes Organ ihre Aufgabe, nämlich die Urniere, die ab der vierten Woche entsteht und sich später wieder zurückbildet. Teile der Urniere werden dann allerdings in die Geschlechtsorgane integriert und bilden beispielsweise die Samenwege des Mannes.

Kind, bitte lass das! Ständig trittst oder schlägst du mir auf die Blase! Dein Bewegungsdrang in allen Ehren, aber so muss ich ständig auf die Toilette, um dann doch unverrichteter Dinge zurückzukommen. Ich weiß, dass es langsam eng für dich wird und ich nur noch ein Paar Wochen durchzuhalten habe. Trotzdem – nimm doch bitte etwas Rücksicht!

Ab und zu ein Schlückchen

Eben hat mein Magen geknurrt. Das hast du doch bestimmt gehört! Dabei fällt mir ein: Ob du eigentlich schon Hunger und Durst hast? Nippst du deshalb öfters vom Fruchtwasser? Die Ärztin hat mir erzählt, dass du das tust!

Die Entwicklung der bleibenden Nieren, die in diesem Zusammenhang Nachnieren genannt werden, beginnt in der fünften Woche, und etwa in der elften Woche starten sie mit der Urinproduktion. Übrigens: Das Ungeborene leert bereits die Blase. Schließlich trinkt es regelmäßig vom Fruchtwasser, und diese Flüssigkeit muss seinen Körper ja auch wieder verlassen. Über die Plazenta und das Blut der Mutter wird der Urin des Babys ausgeschieden. Das Schlucken von Fruchtwasser trainiert aber nicht nur die Nieren, sondern bereitet auch Magen und Darm auf ihre späteren Funktionen vor. Die Nieren sind sehr komplizierte Organe, und deshalb dauert ihre Entwicklung recht lange. Die fertigen Nieren verfügen über eine Million Nierenkörperchen und -kanälchen! Aufgabe der Nieren ist es, Urin zu produzieren und Schadstoffe aus dem Organismus herauszufiltern. Damit der Urin ausgeschieden werden kann, fließt er von den Nieren durch den Harnleiter in die Harnblase. Auch bei den Nieren gibt es übrigens dieses verwunderliche Phänomen, dass sie nicht dort angelegt werden, wo sie später ihren dauerhaften Platz finden. So ist das ja auch beim Herzen, dessen Entwicklung außerhalb des Körpers beginnt, bei den Ohren, die zunächst am Hals sitzen, oder bei den Hoden, die aus der Bauchhöhle hinunter in den Hodensack gleiten.

In der neunten Entwicklungswoche läuft der Stoffwechsel bereits auf Hochtouren. Die Leber produziert Blutzellen.

Der Weg zum Ziel

Anfangs liegen die Nieren in der Beckenregion, sie haben also einen »Aufstieg« vor sich – Aszensus nennen das die Mediziner (das Gegenteil, also der »Abstieg«, wie z. B. bei den Hoden, heißt Deszensus). Ihre vorgesehene Position erreichen die Nieren erst etwa in der neunten Entwicklungswoche. Dann ist der Körper des Ungeborenen um einiges in die Länge gewachsen, und in dem hinteren Teil der Bauchhöhle ist ausreichend Raum für seine Nieren.Während die Nieren »unterwegs« sind, entstehen an ihrem späteren Sitz, rechts und links der Aorta (das ist die große Körperschlagader), die Nebennieren. Diese spielen später eine wesentliche Rolle für den Hormonhaushalt. Sind die Nieren an ihrem Zielort angekommen, legen sie sich an die Nebennieren an – der »Aufstieg« ist abgeschlossen. Allerdings scheinen die Nebennieren im Verhältnis zu den Nieren noch riesig. In den ersten zwei bis drei Wochen nach der Geburt ändern sich aber die Proportionen. Die Nebennieren »schrumpfen« sozusagen, was daran liegt, dass ihre Rinde, die das Nebennierenmark umgibt, sich zurückbildet.

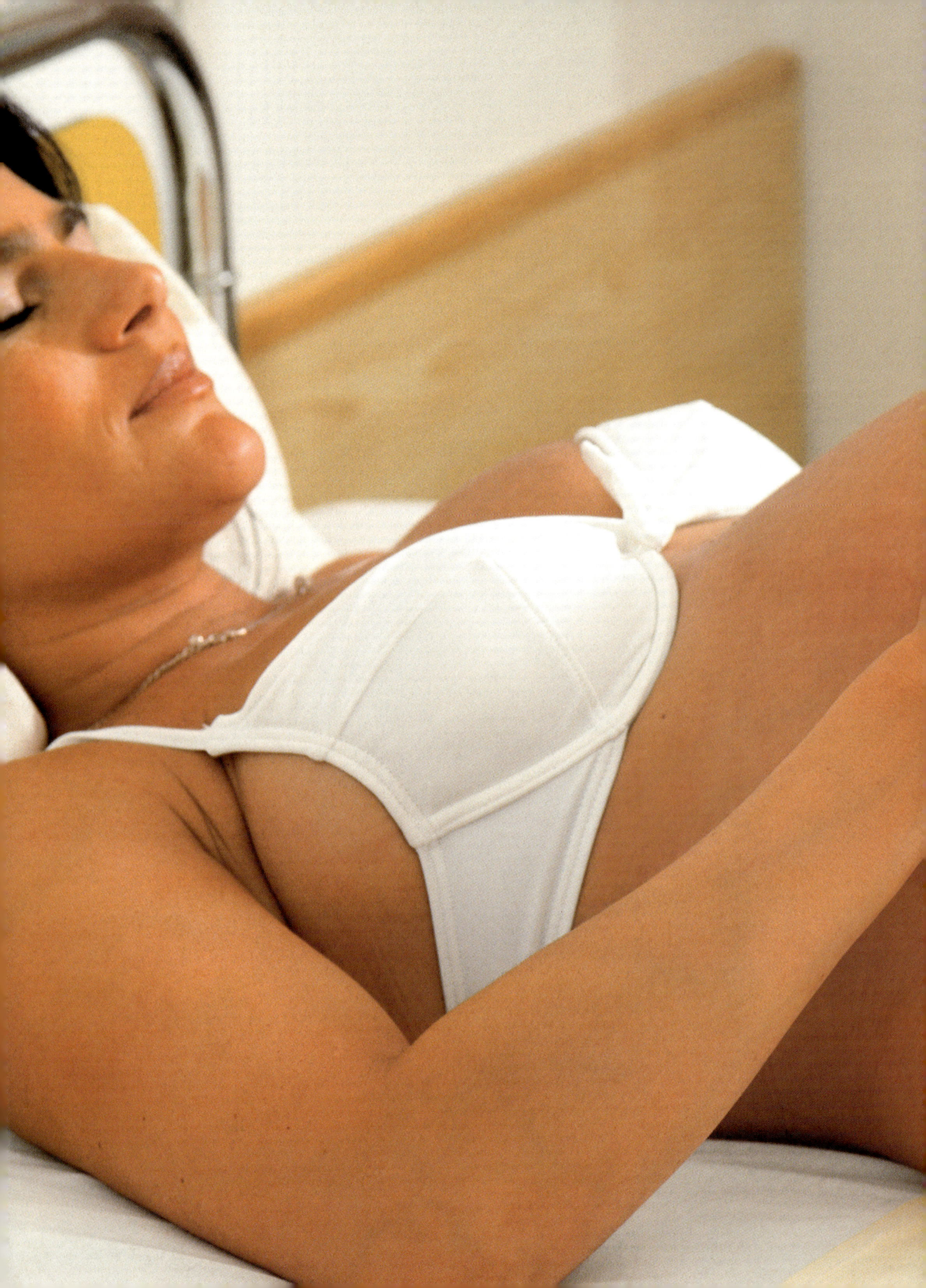

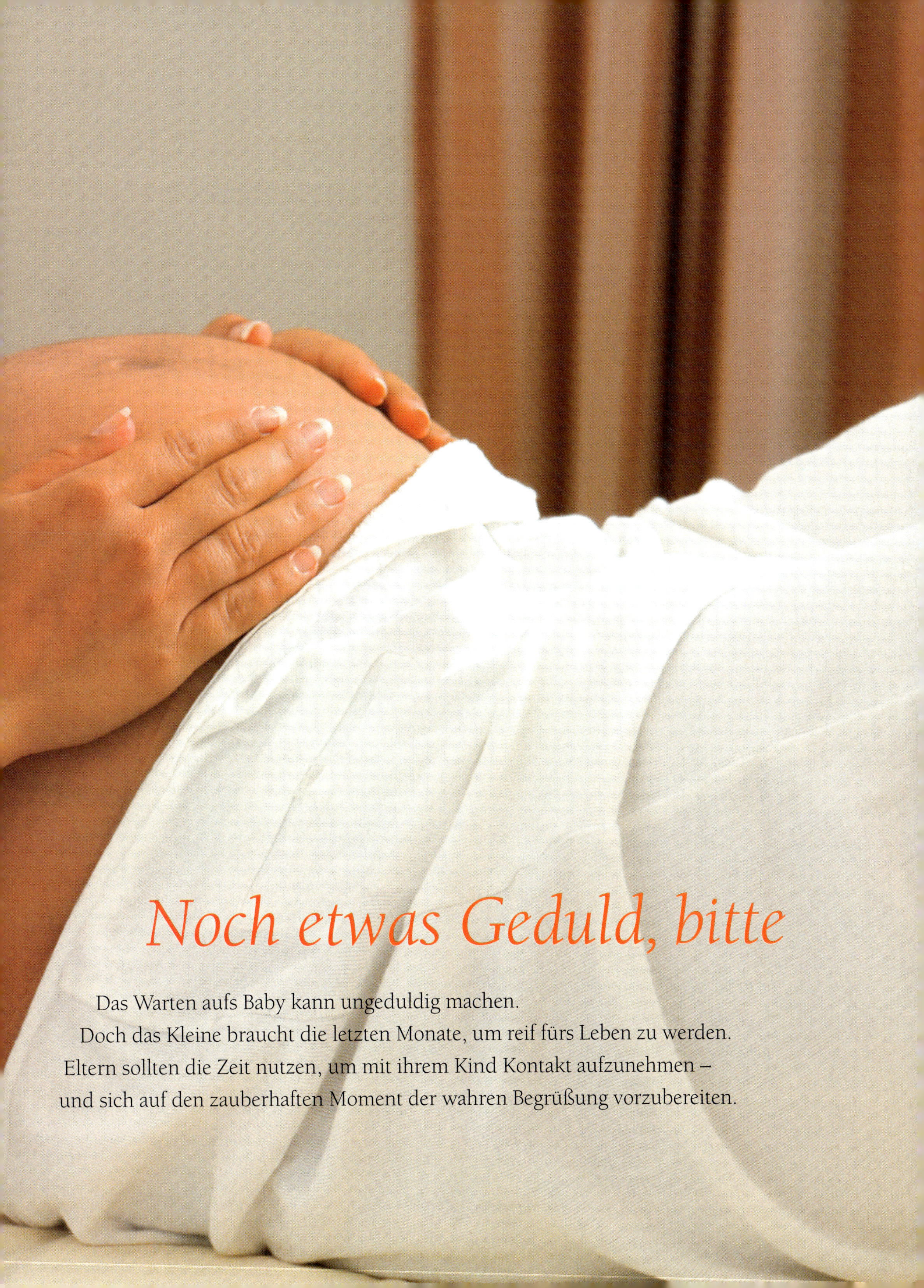

Noch etwas Geduld, bitte

Das Warten aufs Baby kann ungeduldig machen. Doch das Kleine braucht die letzten Monate, um reif fürs Leben zu werden. Eltern sollten die Zeit nutzen, um mit ihrem Kind Kontakt aufzunehmen – und sich auf den zauberhaften Moment der wahren Begrüßung vorzubereiten.

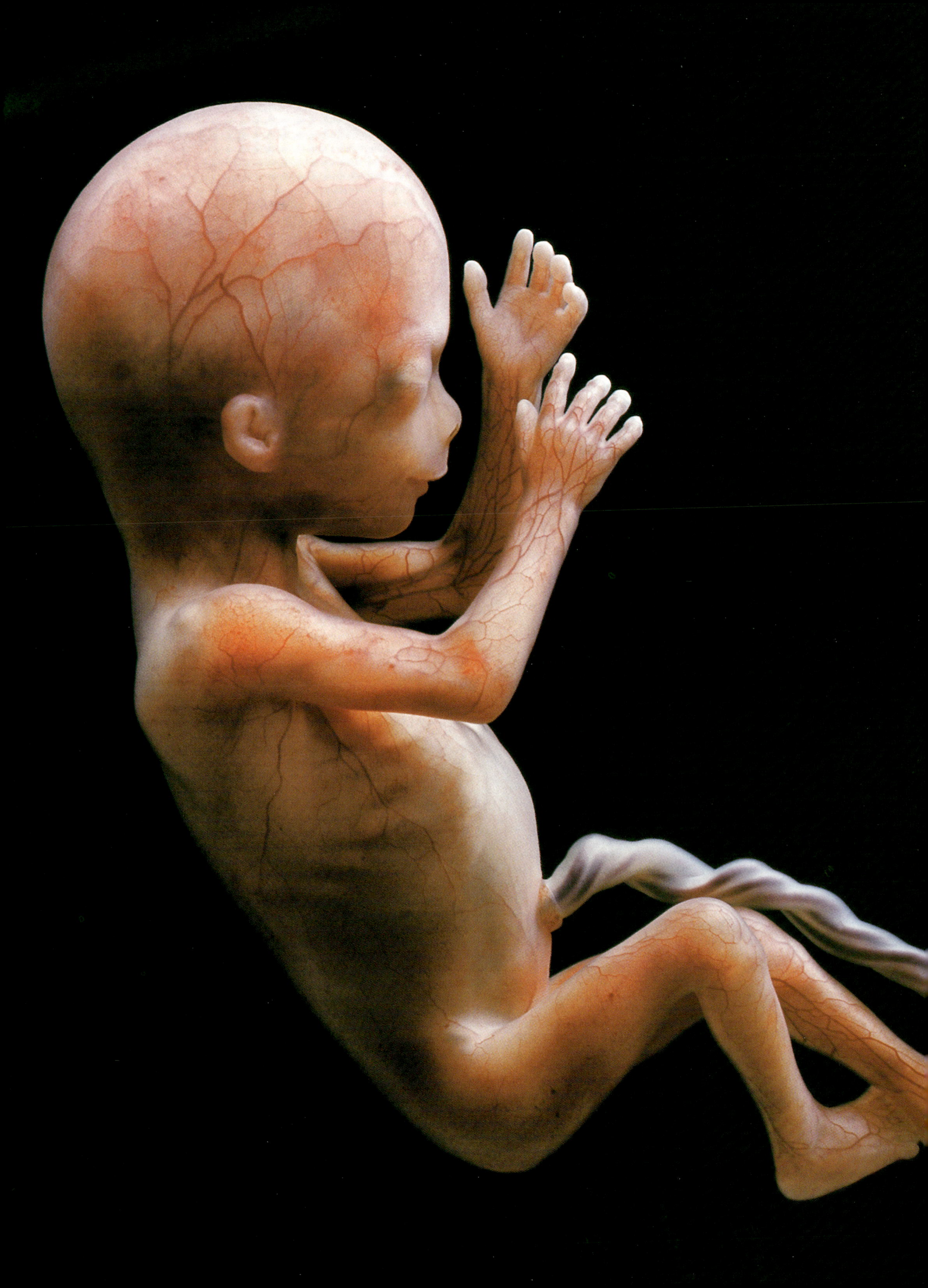

Nun muss das Baby wachsen

Seit seiner neunten Lebenswoche hat das Ungeborene einen neuen Namen – es heißt jetzt nicht mehr Embryo (kommt aus dem Griechischen und bedeutet Keimling), sondern Fetus oder Fötus (= lateinisch für »Junges«). Sprechen Geburtshelfer – Ärzte, Hebammen, Schwestern – von dem Kleinen, sagen viele gern salopp »der Fet«.
Dieser Namenswechsel entspricht auch der allgemeinen Veränderung des Ungeborenen. Dienten die ersten Wochen noch überwiegend dem Zweck, den kleinen Körper innerlich und äußerlich zu komplettieren, so ist die anschließende Zeit im Mutterleib dafür bestimmt, das Kind vollends reifen und wachsen zu lassen – bis es auf die Welt kommen kann.
Das neun Wochen alte Ungeborene ist noch etwas ganz Filigranes, fünf Zentimeter groß, vom Scheitel bis zum Steiß gemessen – etwa so hoch wie ein Hühnerei. In den nächsten 28 Wochen soll das Kleine aber von Kopf bis Zeh eine Größe von mindestens 50 Zentimeter haben – und ein Gewicht von etwa 3500 Gramm aufweisen können.

Heute war ich auf dem Markt und kaufte Pflaumen. Während ich die schönsten Früchte auswählte, fiel mir auf einmal ein, dass du jetzt gerade genau so groß bist wie eine Zwetschge. Zuerst musste ich übers ganze Gesicht grinsen, aber dann war ich so gerührt, dass mir fast die Tränen kamen.

Jedes Pfund zählt

»Hoppla«, mag mancher sagen, »wie kann das eigentlich angehen? Die Mutter nimmt doch bis zum Ende der Schwangerschaft viel mehr zu, zwölf Kilo oder so!« Richtig – doch die Extrapfunde am Ende der Schwangerschaft haben nicht allein mit dem Gewicht des Ungeborenen zu tun. Der Uterus allein bringt bereits ca. ein Kilogramm auf die Waage – gegenüber etwa 50 Gramm im nicht schwangeren Zustand. Die Plazenta schlägt mit gut 500 Gramm zu Buche, das Fruchtwasser kommt auf etwa einen Liter, also 1000 Gramm. Außerdem hat sich die Brust vergrößert, wiegt ca. 500 Gramm mehr. In den Adern der Mutter fließt ein guter Liter zusätzliches Blut, also etwas über ein Kilogramm. Der Körper hat Flüssigkeit eingelagert, zwei bis zweieinhalb Kilogramm – und dann kommen noch die Fettdepots dazu, die der Körper als »Stillreserve«

Alles dran: Das Ungeborene ist in seiner 21. Entwicklungswoche. Doch noch könnte es eine frühe Geburt nicht überleben! Seine Lungen funktionieren noch nicht, und es fehlt ihm das schützende Fettpolster.

anlegt: etwa zwei Kilogramm. Das macht summa summarum acht bis achteinhalb Kilogramm. Dazu kommt noch das Baby mit dreieinhalb Kilogramm, und schon sind um die zwölf Kilogramm beisammen! Frauen, die plötzlich, in sehr kurzer Zeit, sehr viel zunehmen, sollten übrigens sofort Hebamme oder Arzt informieren: Ödeme (Wasseransammlungen im Gewebe) oder Diabetes können der Grund sein. Beides muss behandelt und überwacht werden. Nun aber wieder zurück zum neun Wochen alten Ungeborenen: Auffällig an seiner Erscheinung ist der – im Verhältnis zum Rest – riesengroße Kopf. An der Länge vom Scheitel bis zum Steiß macht er knapp die Hälfte aus. Das ändert sich jetzt aber sehr schnell: Schon in der zwölften Woche hat sich die Scheitel-Steiß-Länge verdoppelt, der Anteil des Kopfes beträgt nur noch etwa ein Drittel.

Kleines, wir gehen jetzt in die Stadt, ich will mir was Hübsches zum Anziehen kaufen. Ich habe nämlich beschlossen: Wenn ich deinetwegen schon aussehen muss wie ein Elefant, dann will ich wenigstens ein schöner Elefant sein.

Falls sich jemand über diese seltsame Art, die Körpergröße zu beschreiben, wundern sollte – es gibt einen ganz einleuchtenden Grund dafür: Das Ungeborene hat meist die Beine angewinkelt, ihre Länge könnte man nur schätzen. Die Entfernung vom Scheitel – also dem höchsten Punkt des Kopfes – bis zum Steiß (dem Popo) jedoch lässt sich exakt beim Ultraschall festhalten.

Ein leichtes Flattern

Am rasantesten geht das Körperwachstum bis etwa zur 17. Woche voran. Die Proportionen werden denen eines Neugeborenen immer ähnlicher, und auch in den Details nähert sich alles der Endphase an. Ober- und Unterschenkel genau wie Ober- und Unterarm stehen dann schon fast im richtigen Größenverhältnis zueinander.

Das Ungeborene rudert und strampelt heftig, aber erst um die 16. Woche herum merkt seine Mutter gelegentlich, dass es sich so toll bewegt. Viele Frauen sind allerdings bei den ersten Malen noch unsicher, ob sie wirklich ihr Kind gespürt haben oder ob es nicht doch Blähungen waren. Doch bald erkennen sie die Bewegungen ihres Kleinen deutlich – »wie Schmetterlinge im Bauch« fühlt sich das an.

Nun wächst das Baby ja nicht nur in die Länge, es muss auch Fett ansetzen. Als Allererstes bildet sich aber nicht der eigentliche »Babyspeck«, sondern das so genannte braune Fettgewebe, das jedoch nur an wenigen Körperstellen auftritt. Es ist extrem wichtig für den Temperaturhaushalt des Kindes, denn seine Zellen sind in der Lage, Wärme zu produzieren.

Ein properes Kerlchen, das da mit seiner Mama kuschelt. Bei seiner Geburt wiegt ein Kind durchschnittlich 3500 Gramm und misst vom Scheitel bis zur Ferse etwa 50 Zentimeter.

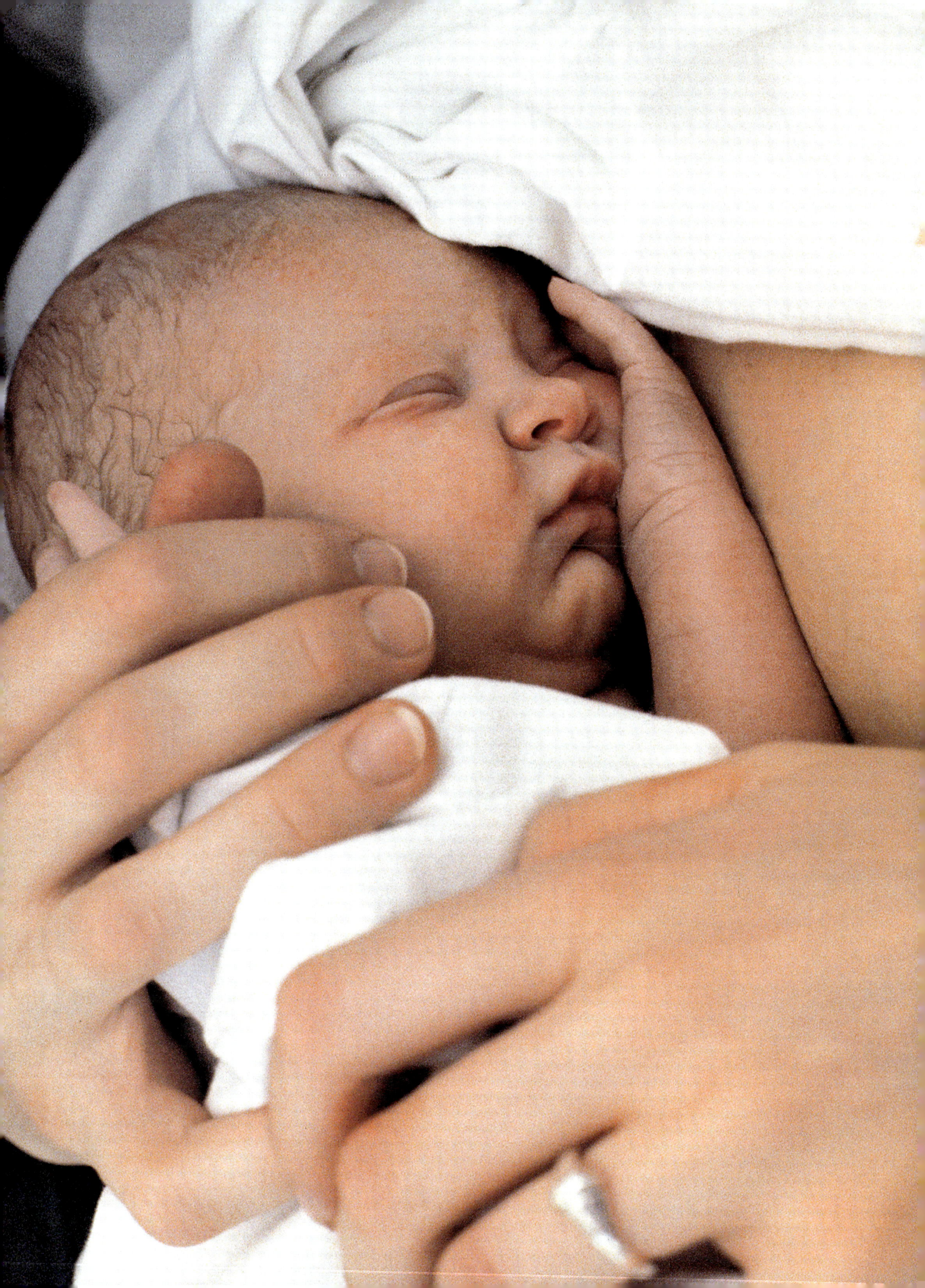

Die Hebamme erzählte mir gestern, dass du jetzt ein kleines Pelzchen anhast. Meine Güte, habe ich mich erschreckt! Sie beruhigte mich sofort und erklärte, dass das nur vorübergehend sei, sozusagen eine Laune der Natur. Aber ich konnte trotzdem diese Nacht nicht besonders gut schlafen und hatte auch einen ziemlich wirren Taum. Den habe ich heute deiner Oma erzählt, und die sagte: »Böse Träume, gutes Omen.« Na, wollen wir ihr das mal glauben ...

Das Unterhautfettgewebe entsteht erst in den letzten drei Monaten. Bis dahin sieht die Haut des Babys ziemlich rot aus. Das Blut, das in den feinen Gefäßen unter der Haut pulsiert, scheint noch durch – das ist übrigens auch der Grund, warum extrem früh geborene Kinder diesen kräftigen Hautton aufweisen. In den letzten Schwangerschaftswochen nimmt der Fötus erfahrungsgemäß allein durch das sich neu bildende Fettgewebe 14 Gramm am Tag zu.

In Sachen Haut geschieht übrigens in der zwölften Woche etwas Sonderbares: Dann ist das Ungeborene am ganzen Körper von einem feinen Flaum, den Lanugohärchen, bedeckt, fast, als würde es ein Pelzchen tragen. Dieser Flaum ist bis zum errechneten Geburtstermin verschwunden, und bis heute ist man sich nicht ganz sicher, warum er eigentlich erscheint. Die überwiegende Lehrmeinung: Die Härchen sollen dafür sorgen, dass die Käseschmiere, die ja die Haut im Fruchtwasser vorm Verschrumpeln schützt, anfangs besser an der Hautoberfläche haftet.

Das Baby kam zu früh auf die Welt, aber sein Füßchen – und vieles andere auch – ist bereits perfekt.

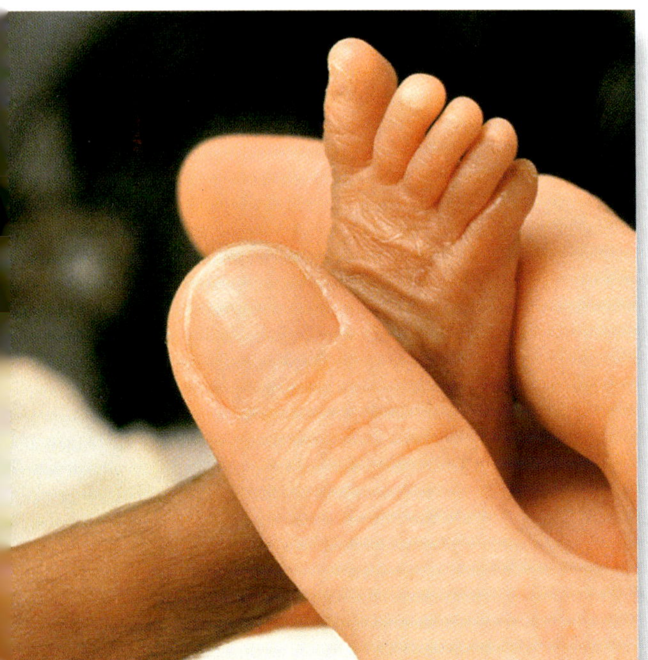

Später funktioniert das offensichtlich ohne diese Unterstützung: Neugeborene (ganz unabhängig davon, ob zu früh oder termingerecht zur Welt gekommen) sind am ganzen Körper von Käseschmiere bedeckt. Bleibt das Baby noch etwas länger im Bauch der Mutter als vorgesehen, verliert sich die Schmiere langsam, die Haut des Babys sieht bei der Geburt dann etwas schrumplig aus.

Wann ein Baby auf die Welt kommt, ist genetisch festgelegt: Die Schwangerschaft dauert

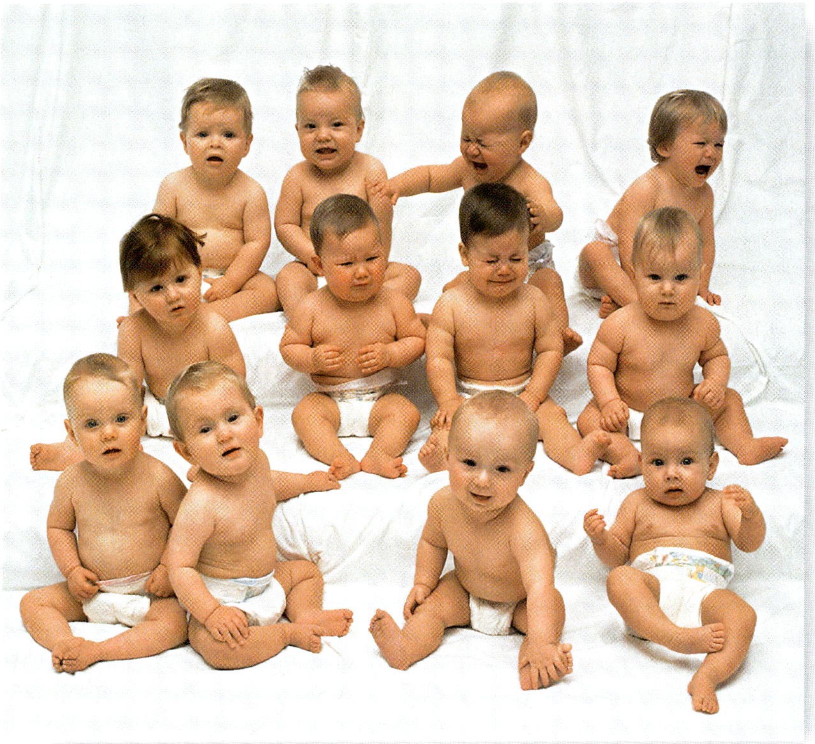

Allen Entwicklungsprogrammen, Tabellen und Statistiken zum Trotz: Babys sind ausgesprochene Individualisten – das sieht man gut an dieser Gruppe gleichaltriger Jungs und Mädchen

etwa 38 Wochen (von der Befruchtung bis zur Geburt). Warum es aber dann wirklich losgeht, ist noch nicht ganz erforscht. Angenommen wird Folgendes: Sind alle Voraussetzungen für die Geburt erfüllt (etwa ausreichendes Gewicht, voll ausgebildete Organe, funktionsfähige Lungen, bereits eingenommene Geburtsposition – am besten mit dem Kopf zuerst), produziert der Organismus des Kindes Substanzen, die dem Körper der Mutter signalisieren, dass es losgehen darf. Daraufhin beginnt die Wehentätigkeit, der Muttermund weitet, öffnet sich, und Stunden später können die Eltern das Baby begrüßen.

Nun kommen aber sechs Prozent der Babys vor dem errechneten Termin zur Welt. Nicht immer ist der Grund für das vorzeitige Erscheinen offensichtlich. In vielen Fällen können Versorgungsprobleme der Auslöser sein, etwa wenn die Plazenta nicht mehr arbeitet, wie sie soll.

Ein Problem der allzu frühen Geburt ist, dass die Lungen noch nicht reif genug zum Atmen, nur unzureichend ausdifferenziert sind. Außerdem fehlt den Lungen ein Stoff, das so genannte Surfactant, das sie wie ein hauchfeiner Fettfilm auskleidet und die Lungenbläschen davor schützt, unter dem Druck der Luft zusammenzufallen. Denn dieses Surfactant wird im Körper des Ungeborenen erst ab der 24. Woche gebildet.

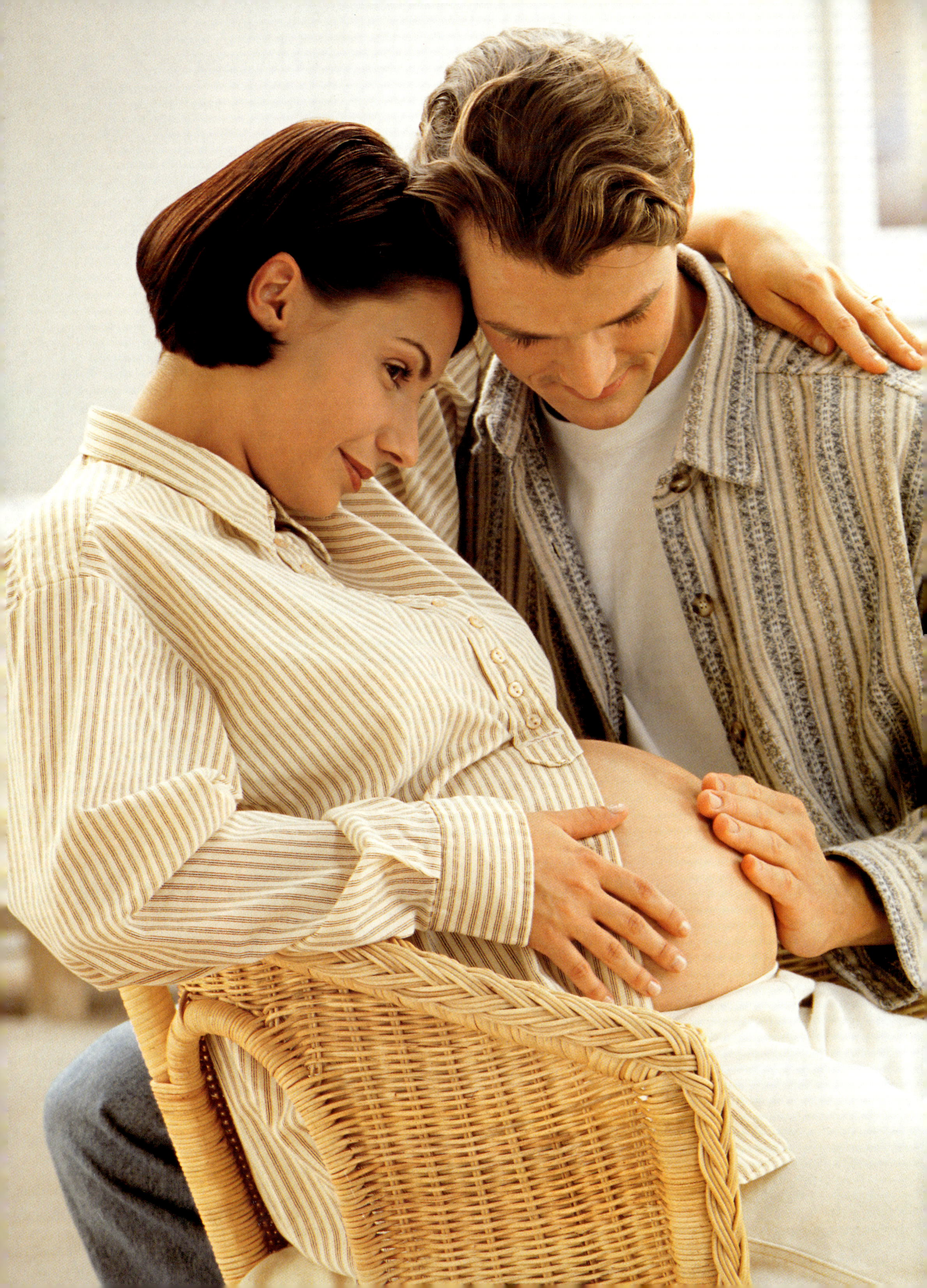

Zärtlichkeit fürs Ungeborene

Haben Sie schon einmal beobachtet, wie oft Schwangere sich unbewusst an den Bauch fassen, wenn sie an ihr Baby denken, wenn sie sich erschrecken oder eine Gefahr vor sich sehen? Oft sprechen sie dann auch mit dem Ungeborenen, gerade in den beiden letztgenannten Situationen: »Das war nur ein Knall, Baby, nichts passiert.« Oder: »Das war vielleicht ein großer Hund eben!«

Von Außenstehenden wird dieses Verhalten oft belächelt, nach dem Motto: Das Kind im Bauch kriegt ja doch nichts davon mit. Irrtum! Zahlreiche Studien beweisen, dass Ungeborene durchaus etwas mitbekommen. Nicht nur, dass sie hören können und ihre Haut sensibel für Berührungen ist – nein, sie erinnern sich nach der Geburt auch an so manches, das ihnen aus der Zeit im Mutterleib vertraut ist. Ein Beispiel aus dem Alltag: Die Eltern bringen das Neugeborene aus der Klinik nach Hause, und der Hund der Familie bellt laut zur Begrüßung. Das Baby schläft selig weiter – dieses Geräusch kennt es schließlich schon.

Bei uns im Dorf heult jeden Samstag um zwölf Uhr die Sirene. Obwohl ich das weiß, erschrecke ich mich regelmäßig. Am letzten Freitag kam ich mit meinem neugeborenen Baby nach Hause – und als am nächsten Tag der schreckliche Lärm begann, raste ich aus der Küche an das Bettchen meines Kindes, um es sofort beruhigen zu können. Es schaute mich aber nur ganz groß an, als wolle es sagen, stell dich bloß nicht so an Mama, das kennen wir doch schon!

Gut aufgepasst

Ein Experiment in einer Kinderklinik verlief folgendermaßen: In den letzten Schwangerschaftswochen sollten die Mütter ihrem Baby jeden Tag ein und dieselbe Passage aus einer Geschichte vorlesen. Am Tag nach der Geburt bekamen die Babys einen Schnuller in den Mund, der mit einem Aufzeichnungsgerät verbunden war. Die Mütter begannen mit dem Vorlesen – aus einer aktuellen Tageszeitung. Kaum Reaktionen, die Babys nuckelten ruhig vor sich hin. Dann wechselten die Mütter zur vertrauten Geschichte. Und die Kleinen zuzelten auf einmal viel kräftiger an ihren Schnullern – ein Zeichen dafür, dass sie aufmerksam geworden waren. Doch auch Berührungen spielen für das Ungeborene eine große Rolle. Das zeigen Beobachtungen aus der Haptonomie, einer Wissenschaft, die mit einer ganz besonderen Form des Berührens arbeitet: Für den Laien

Noch zu zweit, aber dennoch schon zu dritt. Das Ungeborene hat bereits feine Antennen und nimmt liebevolle Zuwendung seiner Eltern – in welcher Form auch immer – durchaus wahr.

sieht das etwa so wie Handauflegen aus. Ein in der Haptonomie ausgebildeter Arzt oder eine Hebamme mit entsprechender Ausbildung kann den Eltern zeigen, wie sie die Hände auf den Bauch der Mutter legen und so Kontakt zu ihrem Ungeborenen aufnehmen können. Dieses Auflegen der Hände sollte möglichst täglich um dieselbe Uhrzeit geschehen. Das Kleine gewöhnt sich bald an dieses Ritual und schmiegt seinen Rücken in die Hände von Mutter und Vater. Sind die beiden einmal abgelenkt oder kommen sie nicht pünktlich zur Sache, meldet sich das Baby oft von selbst. Es drückt seinen Rücken gegen Mamas Bauchdecke und verlangt so nach seinen lieb gewonnenen Streicheleinheiten. Sinn dieser Kontaktaufnahme ist allerdings nicht allein der körperliche Kontakt zwischen Eltern und Kind. Die Wissenschaftler gehen davon aus, dass die Berührung dem Kind schon früh vermittelt: Wir nehmen dich wahr, du bist schon jetzt Teil unserer Familie. Diese Einstellung zum Ungeborenen sogt wohl auch dafür, dass die Eltern das Kind respektieren, als Realität akzeptieren und Rücksicht auf ihr Kleines nehmen – mehr, als es Eltern tun, für die das Kind erst nach der Geburt »wirklich da«, ein echtes Familienmitglied ist.

Ich war im sechsten Monat, hatte mich freiwillig zu einer Haptonomie-Demonstration für Ärzte gemeldet, sozusagen als Versuchskaninchen. Ich sollte – vor Publikum – meine Hände auf den Bauch legen. Dann legte der Arzt seine eigenen darüber und sagte: »Jetzt fordere ich Ihr Kind auf, zu mir zu kommen.« Und tatsächlich – mein Baby drückte eindeutig seinen Rücken in meine Handfläche. Ein unglaublicher Moment und irgendwie ein Gruß aus einer anderen Welt.

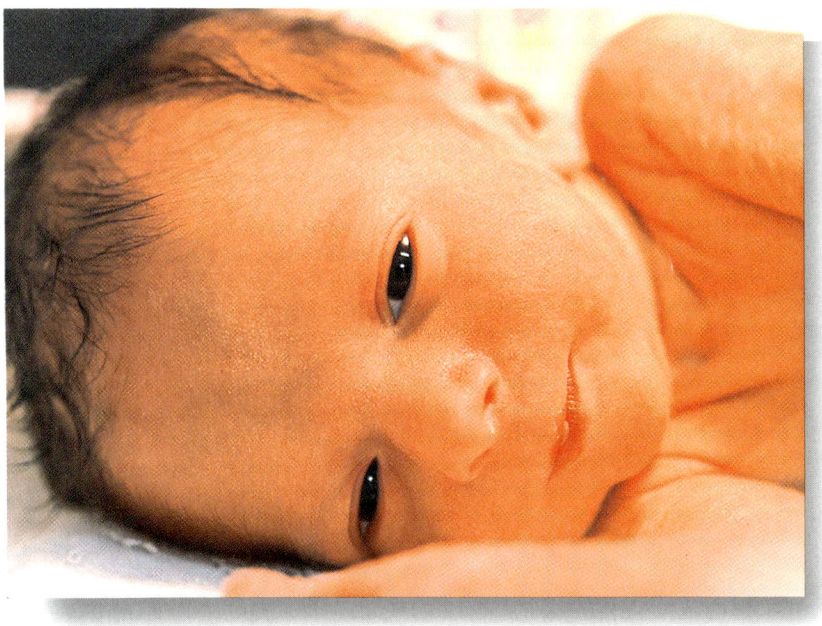

»Knuddel mich, bitte!« Frühgeborene gedeihen am besten, wenn man ihnen viel Körperkontakt mit den Eltern ermöglicht.

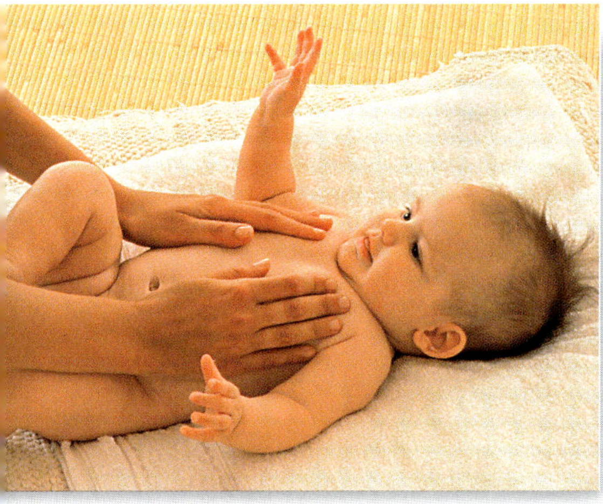

Das Baby endlich anfassen und streicheln können – wunderbar! Studien haben gezeigt: Regelmäßige Massagen fördern die Entwicklung des Kindes

Das »Handauflegen« hat aber noch einen weiteren angenehmen Effekt für das Ungeborene. Die Berührung verändert etwas die Spannung der Muskulatur. Die Bauchdecke und die Uteruswand sind somit weniger straff, und deshalb hat das Kleine für eine Weile etwas mehr Bewegungsspielraum.

In dieser Technik erfahrene Hebammen und Ärzte setzen dieses Wissen gezielt auch dann ein, wenn das Kind kurz vor dem Geburtstermin immer noch nicht mit dem Kopf nach unten in der Gebärmutter liegt. Sie legen die Hände auf den Bauch der Schwangeren, verschaffen dem Baby so kurzfristig ein wenig mehr Platz, und wenn alles klappt, dann dreht sich das Kleine in die gewünschte Position.

Nun müssen Eltern natürlich nicht in dieser Wissenschaft ausgebildet sein, um mit ihrem Kind in Kontakt zu kommen (auf eigene Faust damit zu experimentieren bringt auch nichts und irritiert das Baby höchstens). Doch sie sollten sich immer wieder genügend Zeit nehmen, sich gemeinsam mit dem Baby im Bauch zu beschäftigen. Oft reichen ein paar Klopfer gegen die Bauchdecke, und das Baby meldet sich schon mit einem Stups zurück.

In den letzten Schwangerschaftswochen, wenn das Baby schon groß und gut fühlbar ist, sich nicht mehr so viel dreht, machen sich viele Mütter gern einen Spaß daraus zu raten, welchen Körperteil ihres Kindes sie gerade ertasten: Fuß – oder ist das doch die Hand? Und dies – Kopf oder Po? Gelegentlich zeigt sich beim Ultraschall, ob der Tipp richtig war.

Hältst du mich eigentlich manchmal für überdreht und fragst dich, was eigentlich mit deiner Mama los ist? Oder gefällt es dir, wenn ich dich streichle und dir meine Lieblingsgedichte vorlese? Dein Papa findet das eher albern und lächelt über mich. Aber ich kann diese besonderen Momente mit dir so richtig genießen. Dann liebkose ich oft meinen dicken Bauch mit dir drin und fühle mich so wohl und mütterlich und so herrlich schwanger, dass ich vor Freude weinen könnte.

Durchaus möglich ist auch, dass Babys, die schon im Mutterleib häufig von außen berührt wurden, nicht ganz so heftig protestieren, wenn sie nach der Geburt zum ersten Mal angefasst werden. Und viele dieser Kinder sind insgesamt ruhiger, weinen weniger – vermutlich, weil sie durch den intensiven Kontakt größeres Vertrauen aufgebaut haben. Mediziner, die erforschen, wie Massagen auf ein Baby wirken, haben festgestellt,

dass die intensive Berührung die Entwicklung von Gehirn und Nervensystem positiv beeinflusst. Es ist äußerst wahrscheinlich, dass auch die Berührungen während der Schwangerschaft einen solchen Effekt auf das Kind haben können!
Manche Schwangere kommt sich komisch vor, wenn sie direkt zu ihrem Baby spricht. Dann sollte sie sich auch nicht dazu zwingen. Dem Kleinen gefällt es aber, wenn die Mutter singt, laut liest, Gedichte aufsagt. Hört das Kind dieselbe Melodie, denselben Wortlaut öfter, reagiert es gelegentlich darauf, mit kräftigeren Bewegungen oder auch mal mit »andächtiger« Ruhe. Es ist sinnvoll, nach einem Schreck das Kleine mit Worten zu beruhigen: Ist die Mutter aufgeregt, überträgt sich das aufs Baby, ihre Stresshormone gelangen ja über die Plazenta in seinen Organismus. Hört es die beruhigende, entspannte Stimme seiner Mutter, geht das einher mit dem Sinken des Stresshormonspiegels in seinem Körper. So lernt das Kind, dass auf Aufregung Entspannung folgt.
Auch Vaters Stimme zu hören kann dem Ungeborenen gefallen. Zwar kommt sie nur sehr gedämpft bei ihm an, doch ein Baby, dessen Vater während der Schwangerschaft viel mit ihm gesprochen hat, reagierten auf diese Stimme meist von Anfang an gelassen oder interessiert, während die Stimmen fremder Männer es beunruhigen.

Ein kuscheliges Nest

Kontakt zum Ungeborenen aufnehmen, es kennen lernen, sich seelisch und körperlich auf die Geburt und die Begrüßung des Babys einstimmen – viele Schwangere wünschen sich sehnlichst, mehr Zeit dafür zu haben. Und sie freuen sich auf die sechs Wochen vor dem Geburtstermin, die in Deutschland unter den Mutterschutz fallen, d. h., die Schwangere braucht dann nicht mehr zu arbeiten (sie darf es aber, wenn sie möchte – im Gegensatz zu den acht Wochen nach der Entbindung, in denen es Arbeitgebern untersagt ist, diese Mütter zu beschäftigen).
Doch genau in dieser Zeit, wenn die Bewegungen schwerfälliger werden, das Gefühl »Jetzt könnte es aber kommen!« sich immer häufiger einschleicht, ist ein häufiges, trotzdem manchmal belächeltes Phänomen zu beobachten: der so genannte Nestbautrieb. Werdende Mütter können in diesen Wochen ungeahnte Energien entwickeln. Sie laufen durch die Stadt und kaufen Strampler, Stofftiere, Spieluh-

Was hast du nur aus mir gemacht, Kleines – ich kenne mich selbst nicht wieder: Da sitze ich und sticke klitzekleine Monogramme in die winzigen Strampler, die ich gestern für dich gekauft habe. Ich – wo ich mich sonst schon eisern wehre, wenn ich nur einen Knopf annähen soll!

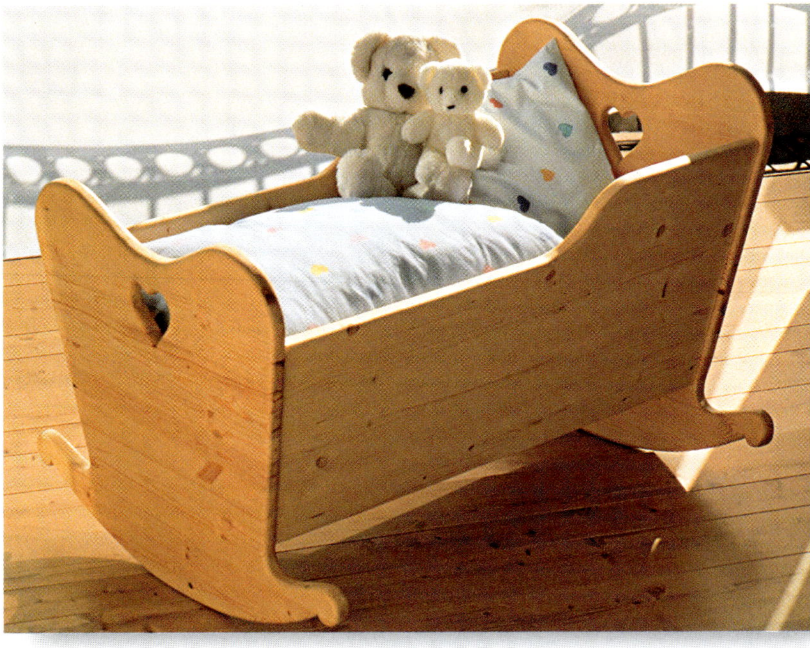

Das Babyzimmer behaglich ausstatten: Das gehört zum Nestbautrieb, der die meisten Schwangeren in den letzten sechs Wochen befällt – und dem viele mit Begeisterung nachgeben.

ren usw. Sie nähen, stricken, waschen, bügeln. Sie dekorieren die Wiege, die Babyecke oder das Kinderzimmer. Man hat schon Frauen einen Tag vor der Entbindung auf Tapetenbahnen knien sehen, mit dem Kleisterquast in der Hand: Auf einmal war die alte Wanddekoration einfach nicht mehr gut genug! Möglicherweise steckt hinter diesen Aktionen auch die unbewusste Einsicht, dass dafür kaum noch Zeit sein wird, wenn das Baby erst mal den Tageslauf seiner Eltern und vor allem der Mutter voll und ganz bestimmt.

Was diese werdenden Mütter da an den Tag legen, ist ein instinktives Verhalten, das Frauen seit Jahrtausenden vertraut ist: Sie tun alles, damit das Baby eine behagliche, aber auch anregende und zugleich Geborgenheit ausstrahlende Umgebung vorfindet, wenn es endlich da ist. Nichts ist schöner und sinnvoller als das!

Einfühlsamer wäre es deshalb, wenn Freunde, Verwandte und – vor allem – der Partner der Schwangeren aufhören würden, angesichts dieser Aktivitäten nur milde zu lächeln oder sich sogar lustig zu machen! Regale zusammenschrauben, Teppichböden verlegen, Wände streichen: Das sind Tätigkeiten, bei denen die werdende Mutter Hilfe gebrauchen kann und sie auch annimmt. Es muss ja nicht so weit gehen wie im Fall eines werdenden Vaters, der einst nachts – wach, weil von Zukunftssorgen geplagt – mit unbeholfener Hand einen riesengroßen, im Morgenlicht betrachtet aber leider wahrhaft hässlichen Clown an die Wand des Babyzimmers malte, der selbst nach mehrmaligem Überstreichen nicht mehr verschwinden wollte …

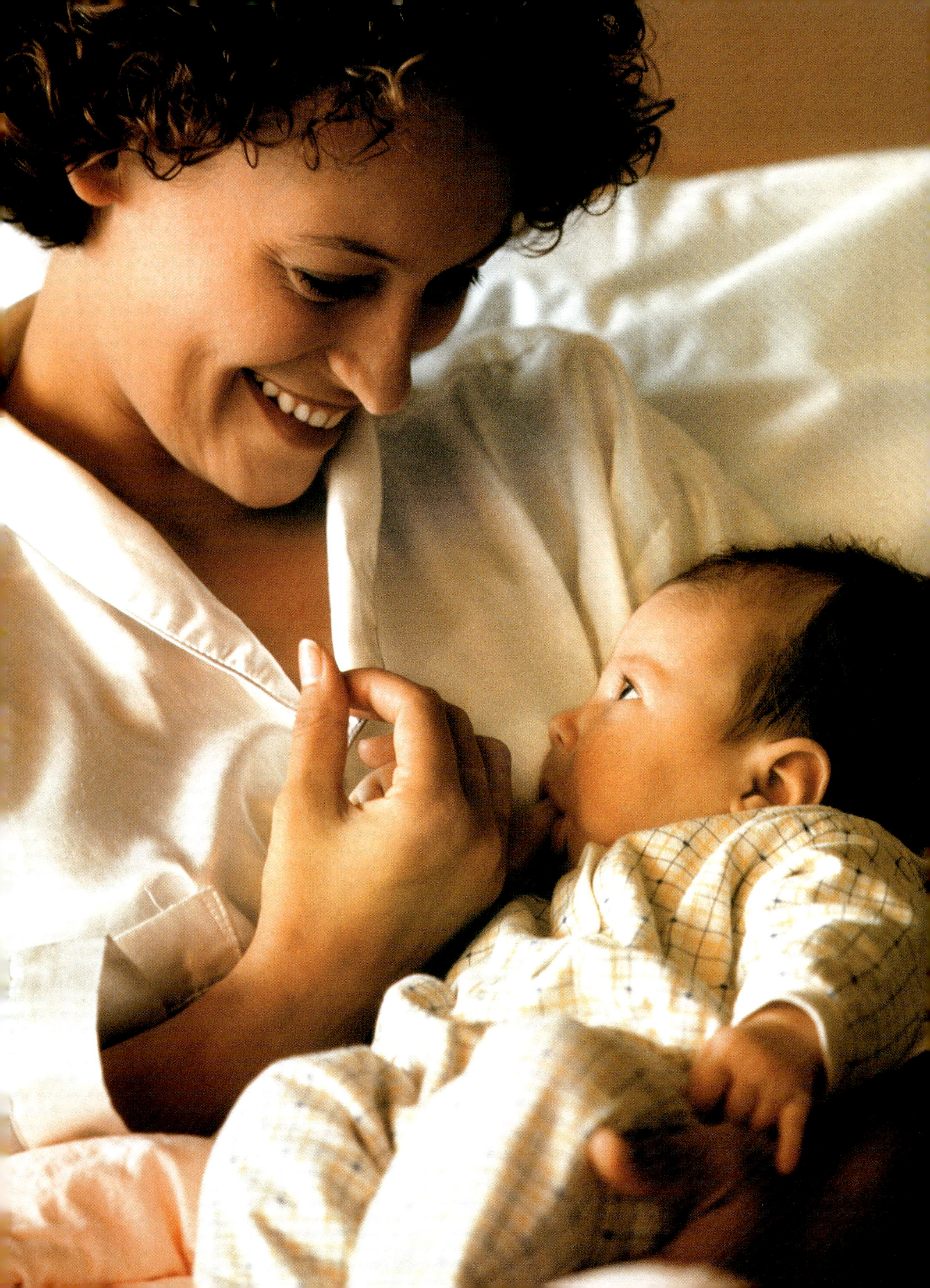

Endlich ist es da!

Ein Wunder! Du bist gerade mal ein paar Minuten alt, und hast schon die Brustwarze im Mund, trinkst, als hättest du nie etwas anderes getan. Ich hätte nie geglaubt, das das so gut klappen würde – es wird einem ja so viel erzählt. Und ich hätte mir auch nie vorstellen können, wie toll sich das anfühlt …

Wie lange die Geburt dauert, ist von Frau zu Frau und bei jeder Frau auch von Schwangerschaft zu Schwangerschaft unterschiedlich. Bei manchen dauern die Wehen viele Stunden an, bei anderen ist das Kind in weniger als einer Stunde da (das ist allerdings eine so genannte Sturzgeburt, die relativ selten vorkommt). Durchschnittlich dauert die erste Phase der Geburt, die Eröffnungsphase (Wehen etwa alle zehn Minuten), bei Frauen, die das erste Kind bekommen, zwölf, bei solchen, die schon Entbindungen hinter sich haben, sieben Stunden. In dieser Phase weitet sich der bis dahin schützend geschlossene Muttermund erheblich. Die zweite Phase, von der vollständigen Öffnung des Muttermundes bis kurz vor der Geburt des Kindes, dauert ungefähr 50 Minuten, bei zweiten und weiteren Entbindungen ca. 20. Und die letzte Phase, von der Geburt des Kindes bis zur Ausstoßung von Plazenta, Nabelschnur und Eihäuten, der so genannten Nachgeburt, erstreckt sich über eine knappe halbe Stunde. Wohlgemerkt, dies sind statistische Werte – individuelle Abweichungen sind geradezu die Regel.

Das gesunde und häufig kräftig schreiende Neugeborene wird üblicherweise sofort der Mutter auf den Bauch oder in den Arm gelegt. So hört es weiter den vertrauten Herzschlag und spürt die Wärme ihres Körpers. Die Mutter beginnt ziemlich sicher sofort damit, ihr Kleines zu erkunden: Sie nennt es beim Namen, fährt beispielsweise mit dem Finger über seine Haare, greift seine Händchen, später seinen ganzen Körper. Kurz darauf legt sie das Baby zum allerersten Mal an ihre Brust.

Bereits in der ersten Minute nach seiner Geburt wird das Baby untersucht, jeweils fünf und zehn Minuten danach noch einmal. Bei diesem so genannten Apgar-Test werden Atembewegungen, Puls, Spannung der Muskulatur, Hautfarbe und Reflexe überprüft und beurteilt. Dafür gibt es Punkte, im Idealfall jedes Mal zehn.

»Hallo, Kleines!« In den ersten Tagen nach der Geburt sollten Mutter und Kind sich viel Zeit zum Kennenlernen gönnen.

Nach dem ersten Test wird das Baby abgenabelt. Dafür wird die Nabelschnur in der Nähe des Babybauchs und ein Stückchen davon entfernt abgeklemmt und anschließend durchgeschnitten. Oft wird dem Vater angeboten, diese Aufgabe zu übernehmen. Doch selbst wenn Väter genau wissen, dass ihrem Baby das keine Schmerzen bereitet – jedermanns Sache ist das nicht!

Geht leise
Es ist müd von der Reise!
Es kommt weit her:
Vom Himmel übers Meer,
Vom Meer den dunklen Weg ins Land,
Bis es die kleine Wiege fand –
Geht leise!

PAULA DEHMEL

Ein neues Leben

Die nächsten Stunden werden die Eltern und ihr Baby meist in Ruhe gelassen. So haben die drei Gelegenheit, einander kennen zu lernen. Jetzt betrachten die Eltern jedes Detail, kommentieren die Zartheit des Haarflaums, die Zierlichkeit der Finger, die Rosigkeit der Haut. Sie schnuppern an ihrem Kind, betasten und streicheln es, kurzum, sie nehmen es mit allen Sinnen wahr.
Das Baby ist zu dieser Zeit hellwach – und das nach all den Anstrengungen der Geburt! Die große Erschöpfung kommt später, und es dauert Tage, bis das Neugeborene wieder ähnlich aufmerksam ist.
Auch das Kind schaut seine Eltern an. Es zeigt deutlich Interesse an ihnen, fast, als sei ihm klar, dass sein Wohlergehen von nun an viele Jahre lang in ihren Händen liegt. Ein Bund fürs Leben entsteht.
Diese ersten Stunden mit dem Baby sind sicher wichtig – doch sie sollten nicht überbewertet werden. Es ist nämlich nicht so, dass jetzt, und nur jetzt, das so genannte Bonding, die Prägung, stattfinden kann. Bei anderen Säugetieren ist das tatsächlich der Fall: Ein Wildpferdfohlen z. B., dass man seiner Mutter unmittelbar nach der Geburt weggenimmt, wird von ihr später nicht mehr erkannt und angenommen werden, es würde jämmerlich eingehen.
Beim Menschen aber ist das Bonding ein längerer Prozess – und eine Mutter, die ihr Baby erst Stunden nach der Geburt kennen lernen kann (wegen eines Kaiserschnitts unter Vollnarkose oder weil das Baby gesundheitliche Probleme hatte und auf eine andere Station verlegt werden musste), braucht sich nicht zu sorgen. Auch zwischen ihr und ihrem Kind wird dieses magische Band wachsen, das immer schon Eltern und ihren Nachwuchs verbindet.

Ein paar Minuten auf der Welt und putzmunter: Das ist typisch für Neugeborene.

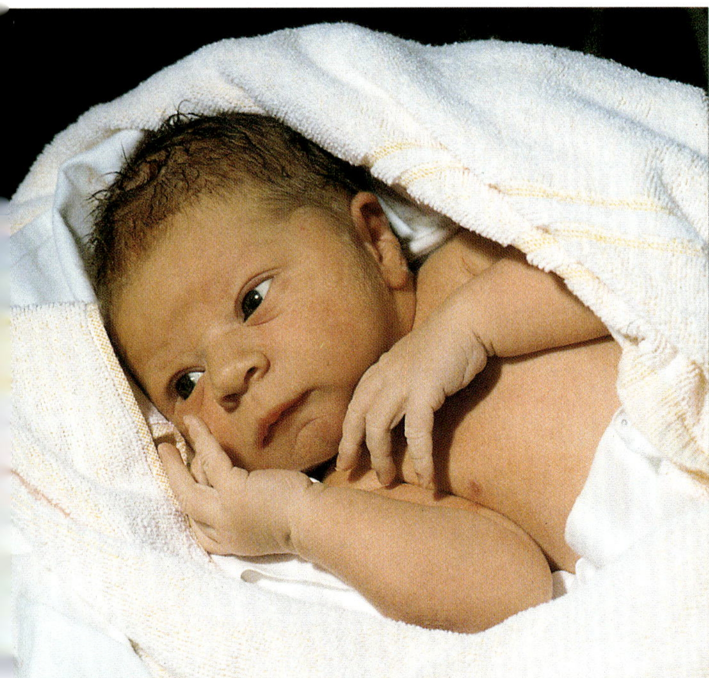

Noch zwei irrige Vorstellungen, die manchen Müttern und auch Vätern das Leben schwer machen, sollten an dieser Stelle richtig gestellt werden. Erstens: Nicht alle Eltern finden ihr Baby wunderschön, egal, wie es aussieht. Und zweitens: Mutterliebe entsteht nicht über Nacht. Die wenigsten Babys sind gleich nach der Geburt richtig hübsch. Das Gesicht ist verknautscht, der Schädel verformt, die Haut ist voll Käseschmiere und glitschig vom Fruchtwasser. Die Realisten unter den Eltern nehmen das wohl wahr, und viele von ihnen erschrecken sich dann darüber, dass sie so kritisch sind. Bitte, kein schlechtes Gewissen haben: Diese Reaktion ist gar nicht so selten und wirklich kein Zeichen für mangelnde Liebe!

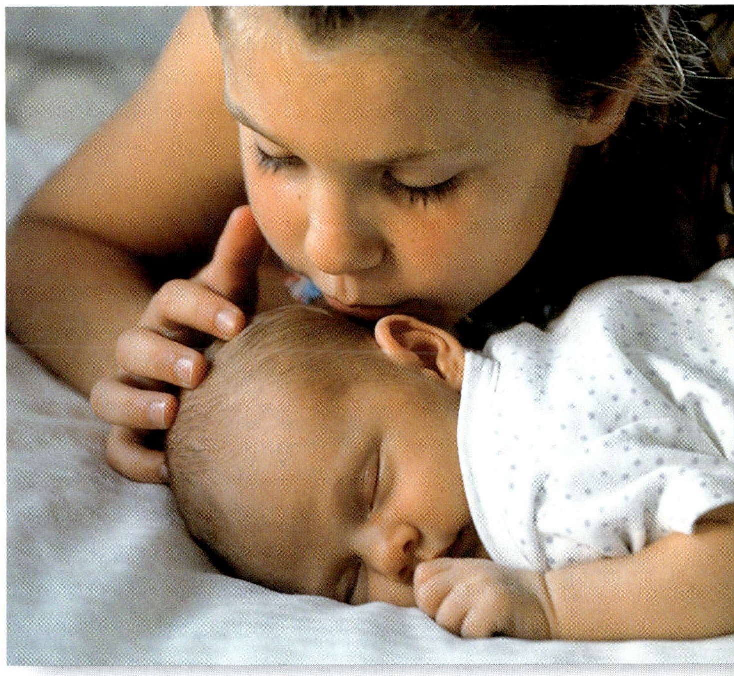

Ein spezieller Fall sind die Gefühle der Mutter für ihr Neugeborenes: Keine Frau muss sich Vorwürfe machen, wenn sie nicht gleich nach der Geburt oder ein paar Tage danach vor Liebe zu ihrem Kind zerfließt. Viele Studien zeigen, dass das oft eine Weile dauert. Das Baby ist ein kleiner Fremdling, und es wirbelt ihr Leben ganz schön durcheinander. Auf einmal muss sie 24 Stunden am Tag für jemanden da und mit ihm zusammen sein. Sie hat ja nicht nur ein Baby, das klein und niedlich ist, sondern ein Kind, für das sie und ihr Mann lange Zeit die Verantwortung tragen. Anspannung, Unsicherheit, Müdigkeit sind da verständlich. Und so ist es durchaus möglich, dass die großen Emotionen eine Weile auf sich warten lassen. Irgendwann stellt sie sich sicher ein, diese Liebe, die größer ist als jede andere: die zum eigenen Kind. In den ersten Wochen nach der Geburt sollten Mütter sich Zeit nehmen, ihr Baby, seinen Rhythmus und seine Bedürfnisse kennen zu lernen, ihm die Chance geben, mit seiner Mama vertraut zu werden. Haushalt und Beruf sollten wirklich nicht vorrangig sein. In Großfamilien war und ist es (zumindest in einigen Ländern) noch Sitte, dass Frauen 40 Tage nach der Entbindung nichts tun müssen, sondern sich auf ihr Kind konzentrieren dürfen. Das ist heutzutage kaum möglich. Aber Kürzertreten ist machbar. Dann können Väter und Mütter die erste Zeit mit ihrem Kind genießen. Wie schnell geht sie vorbei!

Umsorgt von der »großen« Schwester, kann das Baby selig schlummern.

Der Geburtstermin

Es gibt verschiedene Methoden, den Geburtstermin zu berechnen, je nachdem, ob der Tag der Zeugung bekannt ist oder nicht.
Ganz einfach macht es sich, wer den ersten Tag der letzten Regel nimmt und 40 Wochen dazuzählt – das ist allerdings die ungenaueste Version.
Wissenschaftlich wird nach der Naegele-Regel gerechnet, die von einem 28-Tage-Zyklus ausgeht, wobei der Zeitpunkt des Eisprungs am 14. Tag angenommen wird. Die Berechnung geht folgendermaßen:
Ist nur der erste Tag der letzten Regel bekannt, rechnet man

dieses Datum plus 1 Jahr
minus 3 Monate
plus 7 Tage.

Beispiel: 1. Januar 2000 (1. Tag der letzten Periode)
plus 1 Jahr: 1. Januar 2001
minus 3 Monate: 1. Oktober 2000
plus 7 Tage: 8. Oktober 2000.

Abweichungen vom 28-Tage-Zyklus müssen hinzugezählt oder abgezogen werden. Bei einem 35-Tage-Zyklus hieße es dann:

plus 1 Jahr
minus 3 Monate
plus 7 Tage
plus 7 Tage

nach dem obigen Beispiel wäre der Geburtstermin also der 15. Oktober.

Bei einem 21-Tage-Zyklus müssten am Ende 7 Tage abgezogen werden, das Kind kommt dann vermutlich am 1. Oktober zur Welt.

Ist der Tag der Zeugung eindeutig, rechnet man

dieses Datum plus 1 Jahr
minus 3 Monate
minus 7 Tage.

Beispiel: 1. Januar 2000 (Tag der Zeugung)
plus 1 Jahr: 1. Januar 2001
minus 3 Monate: 1. Oktober 2000
minus 7 Tage: 25. September 2000.

Die Autoren

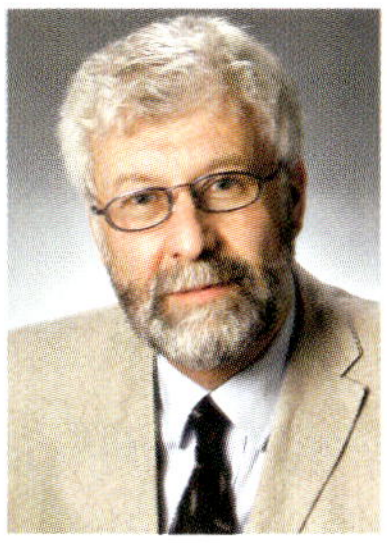

Dr. med. Rainer Jonas, arbeitet als Frauenarzt in einer Gemeinschaftspraxis für Frauenheilkunde und Geburtshilfe mit belegärztlicher Tätigkeit am Kreiskrankenhaus in Alsfeld/Hessen.
Er entwickelte schon in der Schulzeit großes Interesse an der Fotografie. Während seiner Weiterbildung zum Facharzt an der I. Frauenklinik der Ludwig-Maximilian-Universität München bei Prof. Dr. med. Dr. h. c. Josef Zander bekam er die ersten Anregungen zur Darstellung der menschlichen Embryonalentwicklung durch einen Münchner Schulbuchverlag, der Bildmaterial zur Aufklärung suchte.
1979 erhielt Rainer Jonas für dieses Bildmaterial den Herbert-Schober-Preis der DGPh für hervorragende Leistungen im Bereich der medizinischen Befunddokumentation mit Hilfe der Farbfotografie. Seitdem ist er berufenes Mitglied dieser Gesellschaft.

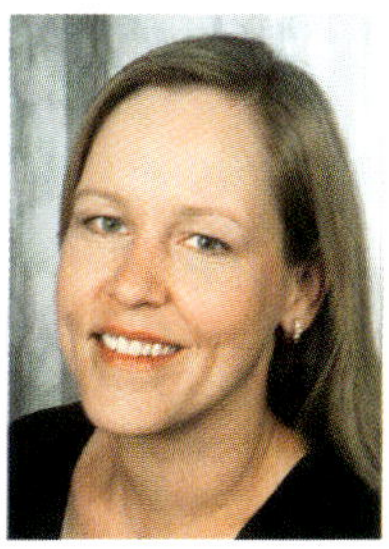

Regine Brams ist freie Autorin und Redakteurin.
Aus langjähriger Tätigkeit für eine Elternzeitschrift stammt ihr Fachwissen über die Themen »Schwangerschaft«, »Geburt« und »Erziehung«, das sie durch Besuche von Tagungen und Kongressen stets auf dem aktuellsten Stand hält. Außerdem ist sie Übersetzerin zweier Ratgeber für (werdende) Eltern über Schwangerschaft bzw. frühkindliche Entwicklung.

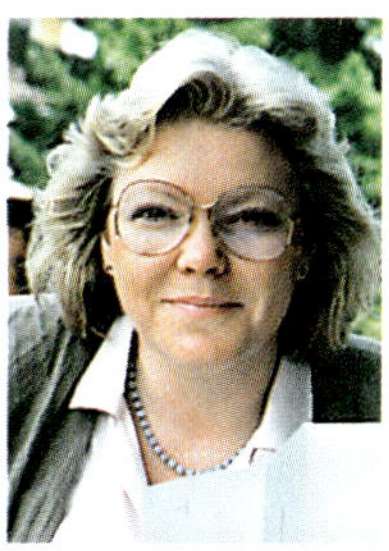

Dr. med. Gunhild Kilian-Kornell hat Humanmedizin studiert.
Seit ihrer Promotion arbeitete sie in verschiedenen Kinderkliniken, bis sie Fachärztin für Kinderheilkunde wurde. Sie hat eine eigene Kinderarztpraxis in Starnberg/Bayern. Neben ihrer Mitarbeit bei Radio Antenne Bayern ist sie Pressesprecherin des BVKJ Deutschland. Außerdem ist sie Autorin mehrerer erfolgreicher Sachbücher.

Register

Quellennachweis

Wir danken folgenden Verlagen und Autoren für die Abdruckgenehmigung ihrer Texte. Leider war es nicht in allen Fällen möglich, etwaige Rechteinhaber zu ermitteln. Mögliche Rechteinhaber bitten wir, sich mit dem Südwest Verlag in Verbindung zu setzen.

S. 13 aus: Mascha Kaléko, *Verse für Zeitgenossen*, © Verlag Eremiten-Presse, Düsseldorf, 1978.

S. 16, 21 aus: Ruth L. Ozeki, *Beef*, © alle deutschsprachigen Rechte bei Scherz Verlag, Bern und München.

S. 22 aus: Maria Montessori, *Kinder sind anders. Il Segreto dell'Infanzia.* Bearb. v. Helene Helming, aus d. ital. v. Percy Eckstein/Ulrich Weber. Klett-Cotta, Stuttgart 1953, 13. Aufl. 1993.

S. 30 aus: Albrecht Goes, *Die Mutter spricht zu ihrem Kind.* In: ders., *Gedichte*. © S. Fischer Verlag GmbH, Frankfurt am Main, 1950.

S. 50 aus: Wilhelm von Kügelgen, *Erinnerungen eines alten Mannes* bei gutenberg.aol.

S. 56 aus: Franz Hohler, *Wo?*, Luchterhand Verlag, 1975.

S. 56 aus: Richard Dehmel bei gutenberg.aol.

S. 61 aus: Bettina Wegner, *Kinder*, Anar. Musikverlag, Berlin.

S. 64 aus: Albrecht Goes, *Die Schritte*. In: ders., Gedichte. © S. Fischer Verlag GmbH, Frankfurt am Main, 1950.

S. 54, 65, 83, 106 aus: Paula Dehmel bei gutenberg.aol.

S. 74 aus: Friedrich Rückert bei gutenberg.aol.

S. 77 aus: Klaus Groth bei gutenberg.aol

Bildnachweis

Fotos: Dr. med. Rainer Jonas
Außerdem: Bavaria: 35, 51(2), 58/59, 107; Bilderberg: 64 (Elleringmann); Prof. Dr. med. U. Claussen: 4; Prof. Dr. med. K. Diedrich: 17 (2), 18, 19; Focus: 16 (2), 22, 100; Gettyone stone: 57r.; Prof. M. Hansmann: 42; Ifa-Bilderteam: 57 l.; Andrea Leiber: 24/25, 90/91; Mauritius: 12, 52, 97, 104; Okapia: 96 (Dan McCoy); Picture Press: 48 (2 Vogt), 49 (Raith), 65 (Vogt), 71, 101 (Leiber), 103 (Raith); Norbert Schäfer Archiv: 98

Impressum

2. Auflage 2000

Redaktion: Christoph Taschner
Redaktionsleitung: Nina Andres
Bildredaktion: Doris Leuthold
Illustrationen: Gisela Rüger
Umschlag und Layout: Jorge Schmidt
DTP/Satz: Wolfgang Lehner
Produktion: Manfred Metzger (Leitung), Annette Aatz

Printed in Slovenia
Gedruckt auf chlor- und säurearmem Papier

ISBN 3-517-06024-0

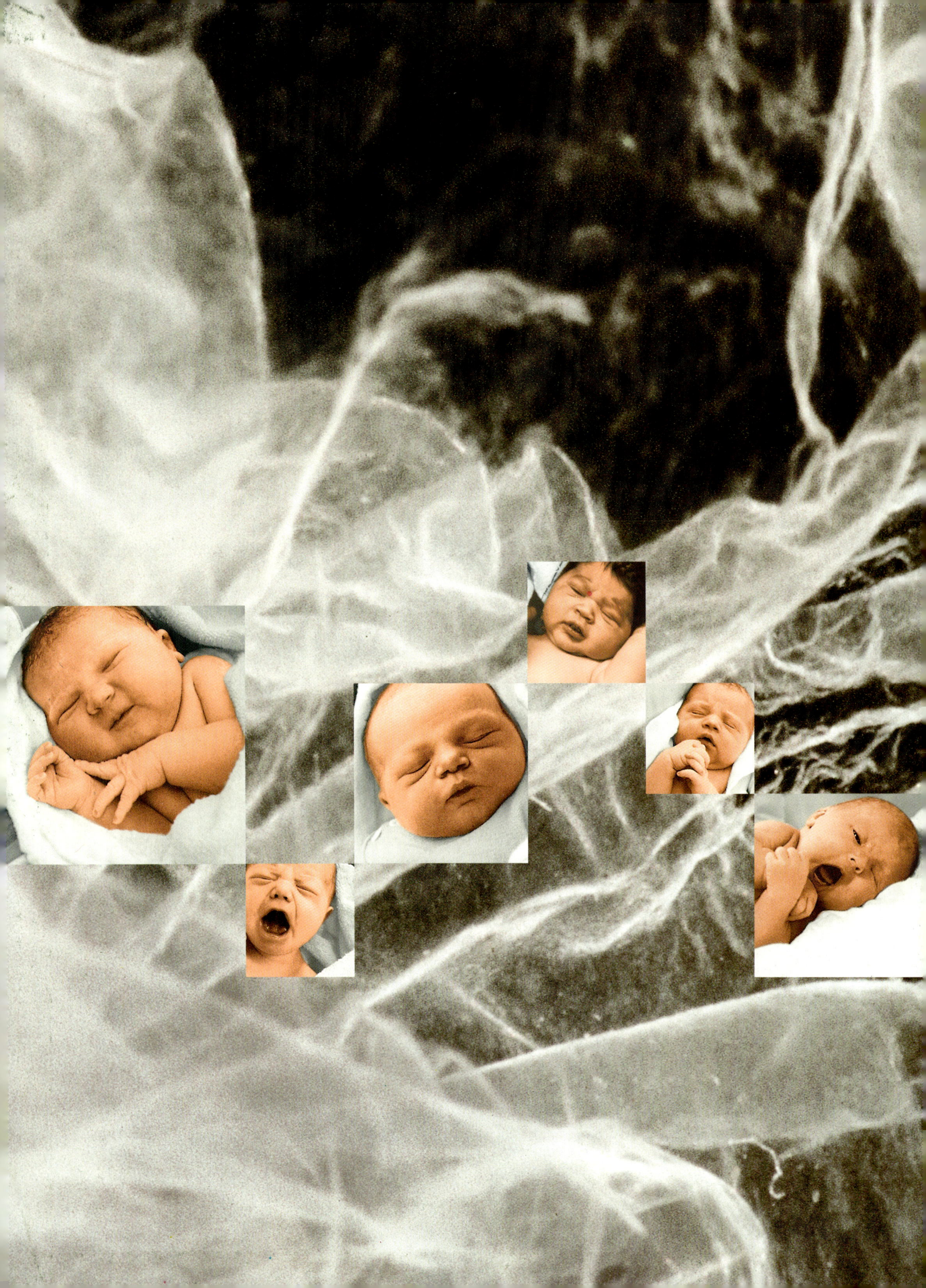